Cordula Dahlmann

Retinaler Phänotyp dreier Mausmodelle für die NCLF

Cordula Dahlmann

Retinaler Phänotyp dreier Mausmodelle für die NCLF

CLN1-knockout Mausmodell, CLN3Δex7/8-knock-in Mausmodell und CLN6-knockout Mausmodell

Südwestdeutscher Verlag für Hochschulschriften

Impressum / Imprint

Bibliografische Information der Deutschen Nationalbibliothek: Die Deutsche Nationalbibliothek verzeichnet diese Publikation in der Deutschen Nationalbibliografie; detaillierte bibliografische Daten sind im Internet über http://dnb.d-nb.de abrufbar.

Alle in diesem Buch genannten Marken und Produktnamen unterliegen warenzeichen-, marken- oder patentrechtlichem Schutz bzw. sind Warenzeichen oder eingetragene Warenzeichen der jeweiligen Inhaber. Die Wiedergabe von Marken, Produktnamen, Gebrauchsnamen, Handelsnamen, Warenbezeichnungen u.s.w. in diesem Werk berechtigt auch ohne besondere Kennzeichnung nicht zu der Annahme, dass solche Namen im Sinne der Warenzeichen- und Markenschutzgesetzgebung als frei zu betrachten wären und daher von jedermann benutzt werden dürften.

Bibliographic information published by the Deutsche Nationalbibliothek: The Deutsche Nationalbibliothek lists this publication in the Deutsche Nationalbibliografie; detailed bibliographic data are available in the Internet at http://dnb.d-nb.de.

Any brand names and product names mentioned in this book are subject to trademark, brand or patent protection and are trademarks or registered trademarks of their respective holders. The use of brand names, product names, common names, trade names, product descriptions etc. even without a particular marking in this works is in no way to be construed to mean that such names may be regarded as unrestricted in respect of trademark and brand protection legislation and could thus be used by anyone.

Coverbild / Cover image: www.ingimage.com

Verlag / Publisher:
Südwestdeutscher Verlag für Hochschulschriften
ist ein Imprint der / is a trademark of
AV Akademikerverlag GmbH & Co. KG
Heinrich-Böcking-Str. 6-8, 66121 Saarbrücken, Deutschland / Germany
Email: info@svh-verlag.de

Herstellung: siehe letzte Seite /
Printed at: see last page
ISBN: 978-3-8381-3545-8

Zugl. / Approved by: Berlin, HU, Dissertation, 2013

Copyright © 2013 AV Akademikerverlag GmbH & Co. KG
Alle Rechte vorbehalten. / All rights reserved. Saarbrücken 2013

Inhaltsverzeichnis

1. Einleitung 3
  1.1 Die neuronalen Ceroidlipofuszinosen - Grundlagen 3
    1.1.1 Charakteristika der NCLF 3
    1.1.2 Klassifikation der NCLF 4
    1.1.3 Pathomorphologie der NCLF 5
    1.1.4 Genprodukte der NCLF und deren Charakteristika 6
    1.1.5 Rolle der Interaktion in der Pathogenese der NCLF 8
    1.1.6 Tiermodelle für NCLF 8
  1.2 Charakteristika ausgewählter NCLF-Formen 9
    1.2.1 Humaner Phänotyp der infantilen NCLF (CLN1) 9
    1.2.2 CLN1 im Mausmodell 10
    1.2.3 Humaner Phänotyp der juvenilen NCLF (CLN3) 10
    1.2.4 CLN3 im Mausmodell 11
    1.2.5 Humaner Phänotyp der spätinfantilen NCLF 13
    1.2.6 CLN6 im Mausmodell 13
  1.3 Diagnostik der NCLF 14
  1.4 Therapeutische Ansätze 14
  1.5 Aufgabenstellung 15
2. Material und Methoden 17
  2.1 Grundlagen des Elektroretinogramms 17
  2.2 Ursprung der ERG-Komponenten A-, B-, und C-Welle 18
  2.3 Ursprung der Oszillatorischen Potentiale 20
  2.4 Signalverarbeitung in der Netzhaut 21
  2.5 Charakterisierung der Versuchstiere 23
    2.5.1 Herkunft der Versuchstiere für INCL 23
    2.5.2 Herkunft der Versuchstiere für JNCL 23
    2.5.3 Herkunft der Versuchstiere für vLINCL 23
    2.5.4 Haltung der Versuchstiere 24
    2.5.5 Kennzeichnung der Versuchstiere 24
  2.6 Elektroretinographie (ERG) 25
    2.6.1 Allgemeiner Versuchsaufbau 25
    2.6.2 Allgemeine Versuchsdurchführung 26
    2.6.3 Durchgeführte ERG-Untersuchungen 27
  2.7 Pupillometrie 33
  2.8 Fundusfotografie und Fluoreszenzangiografie 34
  2.9 Statistik 35
3. Ergebnisse 36
  3.1 Ergebnisse der Elektroretinographie bei C57BLK PPT1 (CLN1) 36
  3.2 Ergebnisse der Pupillometrie bei C57BLK PPT1 (CLN1) 50
  3.3 Ergebnisse der Fundusfotografie und Fluoreszenzangiografie bei C57BLK PPT1 (CLN1) 52
  3.4 Ergebnisse der Elektroretinographie bei CLN3 54
  3.5 Ergebnisse der Pupillometrie bei CLN3 67
  3.6 Ergebnisse der Fundusfotografie und Fluoreszenzangiografie bei CLN3 68
  3.7 Ergebnisse der Elektroretinographie bei C57BLK NCLF (CLN6) 70
  3.8 Ergebnisse der Pupillometrie bei C57BLK NCLF (CLN6) 82
  3.9 Ergebnisse der Fundusfotografie und Fluoreszenzangiografie bei C57BLK NCLF (CLN6) 83

4. Diskussion 85
   4.1 Mausmodell für INCL 85
   4.2 Mausmodell für JNCL 89
   4.3 Mausmodell für vLINCL 93
5. Zusammenfassung 97
Literaturverzeichnis 99
Abbildungsverzeichnis 109
Tabellenverzeichnis 114
Glossar 116

1. Einleitung

1.1 Die neuronalen Ceroidlipofuszinosen - Grundlagen

1.1.1 Charakteristika der NCLF

Die neuronalen Ceroidlipofuszinosen (NCLF, Tab. 1), im englischen Sprachraum auch als Batten's disease bezeichnet [1], bilden eine heterogene Gruppe genetisch bedingter, neurodegenerativer Erkrankungen im Kindes- und Jugendalter, wobei auch adulte Formen vorkommen. Die NCLF treten mit einer geschätzten Inzidenz von 1 bis 5 : 100 000 Lebendgeborenen auf [2]. In genetisch isolierten Populationen wie in Finnland werden Inzidenzen von 1 : 12 500 bis 1 : 20 000 beobachtet [3]; die globale Inzidenz wird auf 1 bis 8 : 100 000 geschätzt [4]. Die meist autosomal rezessiv vererbten Formen des Kindes- und Jugendalters sind durch gemeinsame klinische Befunde wie Visusverlust, Demenz und Epilepsie gekennzeichnet [5-9]. Darüber hinaus weisen sie ähnliche pathologische Befunde wie z.B. die lysosomale [10] Speicherung von Lipopigmenten besonders in Neuronen auf. Durch die bevorzugte Speicherung in neuronalem Gewebe erklärt sich, dass die Erkrankungen insbesondere neuronales Gewebe der Patienten beeinträchtigen [11]. In geringerem Ausmaß findet eine Speicherung von Lipopigmenten auch in anderen Geweben statt [9]. Unklar ist, warum die Ablagerung in nicht-neuronalen Geweben wie beispielsweise in der Leber zu keiner erkennbaren Organschädigung führt und ob die Speicherung kausal für die NCLF oder eine Konsequenz des Krankheitsprozesses ist.

Gensymbol/Genprodukt	Subtyp der NCLF (Bezeichnung)	Genort	Speicherprotein	Feinstruktur des Speichermaterials
CLN1/PPT1	Infantile (INCL)	1p32	SAPs	GROD
CLN2/TPP1	Klassische LINCL	11p15,5	Untereinheit C	CL
CLN3	Klassische JNCL	16p12,1	Untereinheit C	FP (CL, R-)
CLN4	Adulte Form (M. Kuf)	-	Untereinheit C	FP oder GROD
C LN5	LINCL (Finnische Variante)	13q21,1-32	Untereinheit C	CL, (FP, RL)
CLN6 (nclf)	vLINCL (früh-	15q21-	Untereinheit C	CL, (FP, RL)

	juvenil, Costa Ricanische Variante)	23		
CLN7	vLINCL (Türkische Variante)	4q28,1-28,2	Untereinheit C	RL, FP
CLN8	Northern Epilepsy/EPMR	8p23	Untereinheit C	CL-like, GROD
CLN9	JNCL	-	-	-
CTSD (Cathepsin D)/CLN10	Kongenitale NCL	11p15,5	-	GROD
-	Adulte Form (Parry's disease, autosomal dominant)	-	-	GROD

Tab. 1: Klassifizierung der NCLF [12-17].

Es findet sich sowohl neuronaler Zellverlust als auch –atrophie [18-20]. Bei der juvenilen NCLF führt der ausgeprägte Neuronenverlust zu einer deutlichen Hirnvolumenminderung, wobei die Untersuchung autopsierter Gehirne bei JNCL-Patienten im Vergleich zu gleichaltrigen, nicht Betroffenen eine Verkleinerung um 50 % zeigte [21]. Die adulten Formen sind vorrangig von Demenz geprägt [12].

1.1.2 Klassifikation der NCLF

Anfänglich erfolgte die Klassifikation der NCLF nach dem Manifestationsalter. Erstmals beschrieb der Landarzt Christian Stengel 1826 die juvenile Form des Krankheitsbildes [22]. Es wurde unterschieden in infantile (Haltia-Hagberg-Santavuori-Krankheit), spätinfantile (Jansky-Bielschowsky-Krankheit) mit verschiedenen Varianten (Finnish variant, Turkish, Gypsy/Indian, early-juvenile-variant, Northern epilepsy), juvenile (Spielmeyer-Vogt-Sjögren-Krankheit, Batten-Mayou-Erkrankung, Batten disease [23]) und adulte neuronale Ceroidlipofuszinose (M. Kufs) [10, 12, 24, 25]. Lange wurden die NCLF unter dem Begriff „amaurotische Idiotie" gefasst [1], welches sich mit dem Nachweis autofluoreszierender, ubiquitär gespeicherter Lipopigmente änderte und eine Diskrimination von lysosomalen Krankheiten wie GM_2-Gangliosidose oder der Tay-Sachsschen Krankheit erlaubte [26]. Nach Entdeckung einer neuen Form der infantilen NCLF [10, 25], die durch GRODs (granular osmiophilic deposits) gekennzeichnet ist, wurde die Klassifikation basierend auf dem Manifestationsalter und der Ultrastruktur des Speichermaterials vorgenommen. Heute erfolgt die Einteilung auf genetischer Grundlage in CLN1 bis CLN10 [14, 15, 27-30]: Infantile NCLF (CLN1), Klassische LINCL (CLN2), Finnische Variante der LINCL (CLN5), Costa Ricanische, Tschechische, Indische Variante der LINCL oder vLINCL (variant late infantile neuronal ceroid-lipofuscinosis, CLN6), Türkische Variante der LINCL (CLN7), Klassische JNCL (CLN3), Progressive

Epilepsie mit mentaler Retardierung (EPMR) oder Northern epilepsy (CLN8), M. Kufs (CLN4), CLN9 sowie CLN10 (kongenitale NCLF/Cathepsin D) [6, 13, 14, 31]. Die Nummerierung richtet sich nach der historischen Reihenfolge der Entdeckung des Gendefekts. Mutationen dieser Gene führen zu einer Krankheit mit charakteristischem Manifestationsalter, welches bei atypischen Mutationen allerdings auch variabel sein kann [24]. Auch verschiedene Mutationen des gleichen Gens können zu unterschiedlichen Phänotypen und Manifestationsaltern führen [32-36]. Obwohl beispielsweise bei allen Patienten mit CLN1 die gleichen ultrastrukturellen Muster gefunden wurden, variiert das Alter bei Krankheitsmanifestation zwischen infantilem, spät-infantilem, juvenilem und adultem Beginn [12, 32], und sie weisen teils differente proteinstrukturelle Veränderungen auf [37, 38]. Mildere CLN1-Mutationen tendieren zu einer weniger schweren Krankheitsausprägung mit einem späteren Manifestationsalter [32]. Bei einigen seltenen NCLF-Formen wie der kongenitalen [39], CLN9 [14, 15] und den meist autosomal rezessiv vererbten – auch ein autosomal dominanter Vererbungsmodus wurde beschrieben [40] – adulten Formen (Parry's disease, M. Kufs) [40] ist die genetische Lokalisation noch weitgehend unklar. Ende der 1980er bis Anfang der 1990er wurde die biochemische Struktur des Speichermaterials erfolgreich näher untersucht [41, 42]; die ersten NCLF-hervorrufenden Genomdefekte wurden 1995 identifiziert [21, 43]; insgesamt sind 7 verschiedene Gene isoliert worden [7, 21, 29, 43-47]. Die steigende Zahl der NCLF-Mutationen wird in einer Datenbank gelistet: www.ucl.ac.uk/ncl.

1.1.3 Pathomorphologie der NCLF
Alle Formen der NCLF zeichnen sich durch vergleichbare pathomorphologische Charakteristika wie Speicherung von autofluoreszierendem, „periodic acid-Schiff" (PAS)- und „Sudan black B"-positiven Lipopigmenten im Zytoplasma vieler Nervenzellen und einiger anderer Zelltypen, so auch in Neuronen der Retina [12, 48], aus. Allerdings ist noch nicht bekannt, ob die Ceroidablagerung auf direktem oder indirektem Weg für den Untergang neuronaler Zellen verantwortlich ist. Als Hauptkomponenten der Speicherzytosomen erwiesen sich die Untereinheit C der mitochondrialen ATP-Synthase [24, 49] bei der spät-infantilen, der juvenilen und der adulten Form, allerdings nicht bei der infantilen Form [49]. Bei infantiler NCLF stellen sich das Sphingolipid Aktivatorprotein und Saposin A und D als die Hauptspeicherkomponenten [41] heraus.

Elektronenmikroskopisch liegt jeweils ein typisches Erscheinungsmuster des Speichermaterials Ceroidlipofuszin vor: Granuläre Lipopigmente (GRODs) bei CLN1, gekrümmte (curvilinear) und Fingerprint-Profile bei CLN2, CLN5, CLN6 und CLN3, mit einer Neigung zu gekrümmten (CL) Profilen bei CLN2, CLN5 sowie CLN6 und einer Tendenz zu Fingerprint-Profilen (FP) bei CLN3 [10, 48] sowie gradlinigen (rectilinear) Einschlüssen (RL) [4, 27, 50] (Abb. 1). Allerdings fanden sich auch granuläre Lipopigmente bei der juvenilen Form, welches als Variante zu betrachten ist [51]. Gemischte Erscheinungsmuster finden sich z.B. bei CLN6 (FP, CL, RL) oder bei atypischen Fällen [5]. Morphologisch ist ein fortschreitender Verlust von zerebrokortikalen und retinalen Nervenzellen zu beobachten, der zu Hirn- und Retinaatrophie führt [12]. Alle NCLF sind progredient und führen zu einem vorzeitigen Tod.

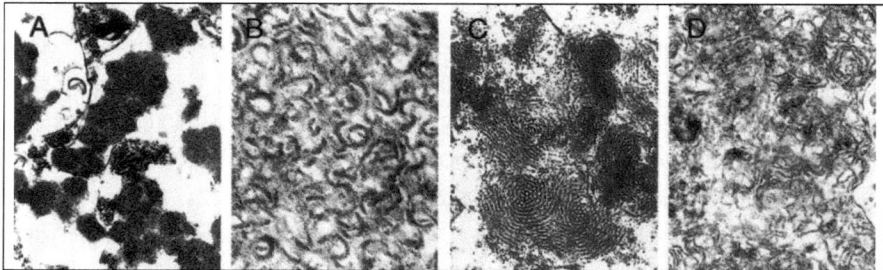

Abb. 1: Die unterschiedliche Feinstruktur des Speichermaterials bei den verschiedenen Formen der NCLF; A) Granuläre Lipopigmente (GRODS), B) Curvilineares Profil, C) Fingerprint-Profil, D) rectilineare Einschlüsse [12].

1.1.4 Genprodukte der NCLF und deren Charakteristika

Die Genprodukte für CLN1 und CLN2, PPT1 (Palmitoylproteinthioesterase 1) [21, 52] und TPP1 (Tripeptidylpeptidase 1) [45] sind lösliche, lysosomale Enzyme, während sich CLN3, CLN6 und CLN8 als Transmembranproteine mit weitgehend unbekannten Funktionen herausstellten [12, 21, 27, 29, 44, 45]. Allerdings existieren auch Hinweise auf eine Synapsen-assoziierte Lokalisation für PPT1 in Synaptosomen und synaptischen Vesikeln [53, 54], die bereits während der intrauterinen Entwicklung zu beobachten ist und somit möglicherweise die Vulnerabilität zerebrokortikaler und retinaler Neurone besonders in frühen Lebensphasen erklärt [55]. Untersuchungen der PPT1-Expression in Rattenhirnen und Untersuchungen an Mäusen ergaben sowohl Hinweise auf eine bedeutende Rolle dieses Proteins innerhalb der frühen Entwicklungsstadien neuronaler Zellen - besonders bei der Synaptogenese - als auch bei der postnatalen Aufrechterhaltung neuronaler Funktionen [53, 54]. Innerhalb biochemischer Untersuchungen konnte PPT1 auskristallisiert und seine Struktur näher charakterisiert werden [37], wodurch die strukturelle Basis für die verschiedenen INCL-Phänotypen besser verstanden wurde.

Es existieren Spekulationen sowohl über exzitotoxische Mechanismen [56] und Autophagie [19] als Ursache für die Krankheitspathogenese. Apoptose wird als ursächlich für den neuronalen Zelltod [57, 58] betrachtet und ein Verlust des antiapoptotischen Effektes von PPT1 durch dessen Inhibition [59] postuliert. Es fand sich eine gesteigerte Apoptoserate in den Gehirnen von INCL-Patienten, die assoziiert war mit kortikaler Atrophie [58].

Sowohl für CLN3 als auch für Btn 1, das Korrelat im Hefemodell [60], wird eine Rolle bei der Regulation des vakuolären pH oder beim vesikulären Transport [61-63] postuliert. Somit hätten diese beiden Proteine Einfluss auf die Aktivitäten verschiedener lysosomaler Enzyme mit wiederum unterschiedlichen intralysosomalen Substraten sowie auf die Akkumulation der Untereinheit C [55, 63, 64]. Das CLN3-Genprodukt könnte über das ER und den Golgi-Apparat zur Plasmamembran transportiert werden, schließlich in Lysosomen lokalisiert sein und möglicherweise über die Plasmamembran zu Endo- und Lysosomen zurückkehren [65-67]. Damit könnte CLN3 in vesikuläre Transportprozesse/Endo-/Exozytose im zentralen Nervensystem involviert sein. Somit würde ein Defekt jenes Proteins in einem Transportdefekt innerhalb neuronaler Zellen resultieren, deren Funktion stören und zur Degeneration führen [63]; die exakte Funktion bleibt allerdings unklar. Auch für CLN3 wird ein antiapoptotischer Effekt postuliert [57, 68]. Funktionelle Beziehungen des CLN3-Proteins (Battenin) mit dem Zytoskelett und damit verbundenen Membran- und Ionentransportdefekten wurden beschrieben [6´, 69, 70]. Eine Interaktion von CLN3 mit CLN5 wird vermutet [13]. CLN5 zeigte sich interagierend mit CLN2 und CLN3, wobei aber die Bedeutung dieser Interaktionen noch unklar sind [71].

Die CLN-Proteine sind entweder vornehmlich in Endosomen/Lysosomen oder im Endoplasmatischen Retikulum (ER), wie CLN6 und CLN8, lokalisiert [43, 44, 46, 47, 65, 66, 72-74]. Für CLN3 wiederum wurden eine Vielzahl von Lokalisationen publiziert: Mitochondrien, Zellkern, Zytoplasma, Plasmamembran, Axone, Golgi-Apparat, Synapsen, Synaptosomen, synaptische Vesikel und ER [45, 53, 55, 65-67, 74-78]. Gewebeuntersuchungen an Maushirnen ergaben zwar eine Lokalisation des CLN3-Genprodukts in Synaptosomen, nicht jedoch in synaptischen Vesikeln [74].

CLN5 kodiert für ein Polypeptid, welches sowohl als ein lösliches wie auch als ein membrangebundenes lysosomales Protein beschrieben wird [29, 71, 79]. Für PPT1 werden verschiedene Lokalisationen beschrieben: lysosomal, nicht-lysosomal, in Synaptosomen, synaptischen Vesikeln und Axon-assoziiert [13, 52, 53, 78]. PPT1-Polypeptide mit schweren Mutationen finden sich sowohl in neuronalen als auch in nicht-neuronalen Zellen im ER, hingegen findet eine Migration der Polypeptide mit milden Mutationen in Neuronen statt. Diese Beobachtung zeigt unterschiedliche Transportrouten bzw. –mechanismen für PPT1 in neuronalen und nicht-neuronalen Zellen, womit phänotypische Unterschiede bei mild und schwerwiegender betroffenem PPT1 teilweise erklärbar wären [38].

Es existieren Hinweise auf eine mögliche Interaktion von PPT1 und CLN3 bei synaptischen Vorgängen; eine Störung von CLN3 und pH-Homöostase könnte damit verbundene, essenzielle vesikuläre Mechanismen behindern [6, 13, 53, 54, 74, 78]. Es wird deutlich, dass die NCLF nicht allein aus Störungen des lysosomalen Systems resultieren.

1.1.5 Rolle der Interaktion in der Pathogenese der NCLF
Möglicherweise lässt sich mit der Hypothese eines gemeinsamen pathogenetischen Weges für die Entwicklung der neuronalen Lipofuszinosen erklären, dass alle NCLF-Formen eine lysosomale Lipofuszinspeicherung sowie ähnliche klinische Merkmale aufweisen [4, 47]. Alle CLN-Proteine könnten direkt oder indirekt mittels dieses Weges verbunden oder in diesen involviert sein. Eine Assoziation mit einem bisher unentdeckten Protein, welches eine zentrale Rolle bei der Entwicklung der neuronalen Ceroidlipofuszinosen spielt, wird vermutet [4]. Eine direkte oder indirekte Interaktion der NCLF-Genprodukte, die eine Teilnahme an einem für die Vitalität der Neuronen wichtigen Transportweg ermöglicht, scheint plausibel [4]. Auch für oxidativen Stress wird eine Rolle in der Pathogenese der neuronalen Ceroidlipofuszinose vermutet [13, 27, 80].

1.1.6 Tiermodelle für NCLF
Nach Entdeckung der ersten NCLF-Form bei Hunden [81] folgten weitere Untersuchungen spontan auftretender Formen von NCLF bei anderen Hunderassen

sowie bei Katzen, Schafen, Ziegen, Rindern, Affen, Pferden und Mäusen [46, 82-84]. Als Beispiel für NCLF bei Mäusen sei die mnd-Maus (motor neuron degeneration) genannt [44, 85, 86], die als Modell für CLN8 gilt. Sie weist Hirnatrophie, neurologische und motorische Defizite, retinale Degeneration und verfrühten Tod mit 10 bis 12 Monaten auf. Weiterhin wurden verschiedene molekulargenetisch veränderte Mausmodelle erschaffen [47, 87-92]. Für die NCLF-Formen, die durch Mutationen der Gene CLN1 und CLN3 verursacht werden, existieren Hefe-, Nematoden-, und Drosophila-Modelle [61, 93-95].

1.2 Charakteristika ausgewählter NCLF-Formen

1.2.1 Humaner Phänotyp der infantilen NCLF (CLN1)

Patienten mit infantiler NCLF weisen eine rasch fortschreitende Gehirnerkrankung auf, welche am Ende des ersten Lebensjahres beginnt. Die durch eine Mutation des CLN1-Gens bedingte Krankheit [21] ist gekennzeichnet durch den völligen Verlust sämtlicher motorischer und kognitiver Fähigkeiten, Hirnatrophie und frühen Tod im Alter von 8 bis 13 Jahren [25, 50]. Im Alter von etwa 6 Monaten weisen die Kinder eine Verlangsamung des Kopfwachstums und muskuläre Hypotonie auf. Im Verlauf der Erkrankung zeigen sich Ataxie, Übererregbarkeit, motorische Ungeschicklichkeit sowie Schlaf- und Sehstörungen, welche zu einer deutlichen Entwicklungsverzögerung im zweiten Lebensjahr führen [96]. Weiterhin konnten verminderte Pupillenlichtreflexe beobachtet werden [97, 98].

Funduskopisch können Veränderungen wie Papillenabblassung, verengte Retinagefäße sowie ein fehlender Makulareflex auffallen. [99] Elektronenmikroskopisches Merkmal sind granuläre Zelleinschlüsse, die sich in isolierten Blutlymphozyten oder Geweben nachweisen lassen. Im MRT ist eine Hirnatrophie im Alter von 13 Monaten auffällig [100], sowie ein im Verlauf flaches EEG und ERG (im Alter von etwa 3 Jahren) [96]. In frühen Stadien der INCL wurde auch ein elektronegatives ERG beschrieben (B-Wellenverlust bei normal konfigurierter A-Welle), welches ein Hinweis auf die gestörte Signaltransduktion von den Außensegmenten der Photorezeptorzellen zu den Bipolarzellen ist [101].

Der durch die Mutation hervorgerufene Aktivitätsverlust der Palmitoylprotein-Thioesterase 1 äußert sich in einem Mangel dieses Proteins, welches langkettige Fettsäure-Seitenketten von Proteinen spaltet [8] und somit für den reversiblen, von Signal-Transport-Proteinen genutzten Palmitoylation/Depalmitoylation-Zyklus

Bedeutung hat [21]. Die Bestimmung der PPT1- und TPP1-Aktivität in weißen Blutzellen ist ein wichtiges diagnostisches Mittel für CLN1- und CLN2-assoziierten Erkrankungen. In frischen Blutproben [102, 103], Trockenblutproben [104], Speichelproben [105] und kultivierten Hautfibroblasten ist der Enzymmangel nachweisbar.

1.2.2 CLN1 im Mausmodell

PPT1-knockout(KO)-Mäuse zeigten eine Anhäufung von autofluoreszierendem Lipopigment im ZNS sowie zerebrale Atrophie, Neuronenverlust und Apoptose im Hirngewebe. Sie entwickelten im Durchschnitt mit 21 Wochen Spastiken, Myoklonien, epileptische Anfälle, progressive motorische Auffälligkeiten, Verhaltensdefizite [106] und verstarben im Alter von 10 Monaten; das ERG zeigte sich herabgesetzt [89]. Die PPT1-Expression ist als höher in der Retina als im Gehirn beschrieben, wodurch eine bedeutende Rolle dieses Enzyms in der Entwicklung und Differenzierung von Auge und Gehirn und deren Strukturen nahegelegt wird [107]. Damit könnte auch teilweise der relativ frühe Visusverlust bei INCL-Patienten mit der frühen retinalen Dysfunktion durch PPT1-Enzymaktivitätsverlust erklärt werden [107]. Bei $PPT1^{\Delta ex4}$-KO-Mäusen konnte ein signifikanter Visusverlust ab einem Alter von 14 Wochen festgestellt werden sowie Entzündungszeichen, die ebenso basierend auf hirnpathologischen Untersuchungen bei INCL als Folge einer massiven Gliose angesehen werden [92]. Weiterhin zeigte sich bei PPT1-KO-Mäusen ein ausgeprägter Verlust von Subpopulationen inhibitorischer Interneurone im Kortex und im Hippocampus sowie Neuronen mit dendritischen Abnormitäten und ein Verlust von dendritischen Dornfortsätzen [108]. Der stärkere Verlust GABAerger Interneurone beim INCL-Mausmodell [92], verglichen mit anderen NCLF-Mausmodellen [87, 90] korreliert mit dem relativ frühen Krankheitsmanifestationsalter bei infantiler neuronaler Zeroidlipofuszinose [109].

Untersuchungen des Pupillenlichtreflexes (PLR) zeigten paradoxerweise einen gesteigerten PLR bei CLN1-KO-Mäusen [106, 110].

Elektroretinographische Untersuchungen ergaben eine retinale Funktionsminderung beginnend ab einem Alter von 2 Monaten [110, 111]. Somit erwiesen sich die PPT1-KO-Mäuse als ein geeignetes Modell für die INCL [89].

1.2.3 Humaner Phänotyp der juvenilen NCLF (CLN3)

Mutationen des CLN3-Gens verursachen die juvenile Form der NCLF, die durch Sehstörungen, die morphologisch zunächst ihr Korrelat an einer Veränderung der

Stelle des schärfsten Sehens (Makula) haben, gekennzeichnet ist [112]. Im Alter von 4 bis 7 Jahren [113] folgt die rasche Sehminderung, die in der Regel bis zum 10. Lebensjahr zur Erblindung führt [43, 114]. Im weiteren Verlauf der Erkrankung treten Demenz und Epilepsie auf [115]. Innerhalb der ersten Schuljahre ist eine allmähliche, psychomotorische Verschlechterung zu verzeichnen [96]. Extrapyramidalmotorische Symptome konnten bei der Hälfte der Patienten im Alter von 12 bis 15 Jahren beobachtet werden; bei den Übrigen traten diese später auf [116]. Weiterhin leiden viele der Patienten mit JNCL unter psychiatrischen Symptomen [117]; Schlafstörungen können auftreten [118]. Es ist eine große inter- und intrafamiliäre Variabilität des klinischen Verlaufs der Erkrankung zu beobachten [96]. Ophthalmologische Studien zeigen eine schießscheibenförmige Dystrophie der Makula, retinale Degeneration mit retinaler Gefäßrückbildung, Pigmentepitheldegeneration und eine Atrophie des Nervus opticus [5, 18, 99]. Das Pigmentepithel besitzt ein hoch aktives lysosomales System, womit sich erklären ließe, dass schon eine leicht gestörte Funktion der lysosomalen Membran Auswirkungen auf die Funktion der Retina hat, welche früh im Krankheitsverlauf betroffen ist [66]. Eine Ablagerung von autofluoreszentem Material konnte vorrangig in der Photorezeptorzellschicht und in der Ganglienzellschicht gefunden werden [16]. Die ERG-Antworten sind signifikant reduziert im Alter von 2 Jahren [119]. Im Alter von 5 bis 7 Jahren werden die ERG-Antworten flach oder sind nicht zu registrieren [99, 115, 120]. Es existieren auch Hinweise auf ein elektronegatives ERG (B-Wellenverlust bei normal konfigurierter A-Welle) in frühen Stadien des Krankheitsverlaufs bei JNCL [101, 121]. Damit scheint eine gestörte Signalübertragung von den äußeren Segmenten der Photorezeptorzellen zu den Bipolarzellen zu bestehen [101].

Die juvenile neuronale Zeroidlipofuszinose führt zu einem fortschreitenden Verlust aller mentalen und motorischen Fähigkeiten sowie zum Tod im jungen Erwachsenenalter [22, 50]. Der Gendefekt bewirkt den Verlust eines Membranproteins mit noch unbekannter Funktion. Diagnostisch sind lichtmikroskopisch im Blutausstrich Lymphozytenvakuolen erkennbar [22, 50].

1.2.4 CLN3 im Mausmodell
Zwei unterschiedliche Mausmodelle wurden publiziert, Knockout-Mausmodelle [87, 122, 123] und ein Knock-in(KI)-Modell [91]. Eines der Knockout-Mausmodelle wurde mittels Ausschaltung der Exone 1-6 realisiert [123], dem anderen Mausmodell fehlt

der Großteil des Exons 7 und das gesamte Exon 8 [122]. Die Knockout-Mausmodelle weisen eine intrazelluläre Akkumulation von autofluoreszierendem, lysosomalen Speichermaterial mit ultrastrukturellen Charakteristika wie bei der humanen Form der JNCL auf [87, 122, 123]. Enzymatische Analysen der TPP1-Aktivität, eigentlich assoziiert mit CLN2, ergaben eine erhöhte Aktivität bei den KO-Mäusen [87]. Eine erhöhte Aktivität von TPP1 ist auch bei der humanen CLN3-Form zu finden [124]; damit würde sich das Mausmodell als repräsentativ für CLN3 beim Menschen erweisen [125]. Verhaltensabnormitäten [106], neuropathologische Veränderungen mit Verlust kortikaler, GABAerger Interneurone und Hypertrophie vieler Interneurone im Hippocampus, Gliose [87, 126] sowie verfrühter Tod im Alter zwischen 4 und 10 Monaten waren zu beobachten [122]. Weiterhin fand sich eine Atrophie des Nervus opticus [127]. In der Photorezeptorschicht dieser CLN3-KO-Mäuse wurden apoptotische Zellen gefunden, allerdings erwies sich die retinale Degeneration als mild [128] und damit als nicht mit der humanen Form der JNCL korrelierend. Es lässt sich vermuten, dass ein anderer, reiner, genetischer Hintergrund der Knockout-Mäuse andere Ergebnisse mit einer gravierenderen Netzhautdegeneration hervorbringen könnte [84], denn Unterschiede im genetischen Hintergrund haben im Allgemeinen einen erheblichen Einfluss auf den Phänotyp der Maus, wie für die mnd-Maus berichtet wurde [129].

$CLN3^{\Delta ex7/8}$-knock-in-Mäuse entsprechen der humanen JNCL-Form in molekulargenetischer Hinsicht besser als die KO-Tiere; sie imitieren die beim Menschen am häufigsten vorkommende CLN3-Gen-Deletion [91]. Die Tiere weisen eine Akkumulation von autofluoreszierenden Lipopigmenten, motorische Anomalien und eine verkürzte Lebenszeit auf. Der Photorezeptorzellverlust ist deutlich ausgeprägter als bei den Knockout-Tieren und tritt im Alter von 10 bis 17 Monaten auf; hierbei ist allerdings die unterschiedliche Pigmentierung zu berücksichtigen; pigmentierte Knock-in-Mäuse wiesen in den bisher publizierten Daten keine Netzhautdegeneration auf [91]. Auch gibt es Hinweise, dass die publizierten $CLN3^{\Delta ex7/8}$-knock-in-Mäuse von der NCLF-Mutation unabhängige retinale Phänotypen aufwiesen. Damit wäre in Übereinstimmung zu bringen, dass Untersuchungen an CLN3-KO-Mäusen einen verstärkten Pupillenlichtreflex zeigten [106].

1.2.5 Humaner Phänotyp der spätinfantilen NCLF

Die spätinfantile NCLF, durch eine Mutation des CLN6-Gens bedingt, beginnt im Alter von 2 bis 4 Jahren mit schwerer Epilepsie, Ataxie, Myoklonien und progressiver, mentaler Retardierung [22, 50, 130]. Die Patienten entwickeln eine Visusbeeinträchtigung mit 4 Jahren oder später. Im Alter von 4 bis 10 Jahren verlieren sie sämtliche motorischen Fähigkeiten; Sprachverlust tritt im Alter von 3 Jahren oder später auf [130]. Trotz Erkrankung der Retina und pathologisch verändertem (flachem) ERG im Alter von 3 bis 4 Jahren [115], erscheinen die Kinder lange Zeit nicht als blind, womit die Diagnose erschwert wird. In weiteren Untersuchungen fanden sich moderat verminderte Pupillenlichtreflexe [99]. Eine milde Papillenabblassung sowie ein fleckiges Pigmentepithel können funduskopisch auftreten [99]. Bei Verdacht ist die entsprechende elektronenmikroskopische Diagnostik in die Wege zu leiten.

1.2.6 CLN6 im Mausmodell

Für CLN6 existiert eine natürlich auftretende Mausmutation (nclf), die ein adäquates Modell zur näheren Untersuchung der pathologischen NCLF-Krankheitsmechanismen darstellt [46, 47, 82, 84]. Das lysosomale Speichermaterial erwies sich als identisch mit dem bei der humanen NCLF gefundenen [84]. Die Mäuse entwickeln progressive Ataxie, Myelinisierungsstörungen, neuromuskuläre Störungen, neuronale sowie retinale Degeneration, Atrophie und reaktive Gliose. Letztere fand sich sowohl in humanem NCLF-Autopsiematerial [10, 24] als auch bei anderen NCLF-Mausmodellen [19, 20, 89, 90, 109, 126]. Im Alter von etwa 9 Monaten treten Lähmungen auf, gefolgt von vorzeitigem Tod [27, 47, 82]. Analysen kultivierter hippocampaler Neurone von nclf-Mäusen ergaben eine signifikante Reduktion der GABA-α2-Rezeptoren, eine Dysfunktion GABAerger Neurone nahelegend, welches eine typische neuropathologische Erscheinung diverser NCLF-Erkrankungen zu sein scheint [20, 87, 109]. Bei homozygoten Tieren konnte ein Zellverlust in der äußeren Körnerschicht mit 4 Monaten festgestellt werden. Im Alter von 6 Monaten zeigte sich die periphere äußere Retina gravierend betroffen und mit 9 Monaten war die gesamte Retina atrophisch. Die elektroretinographischen und histologischen Ergebnisse stimmten damit überein [86].

1.3 Diagnostik der NCLF

Die Diagnostik der verschiedenen neuronalen Ceroidlipofuszinosen stützt sich somit auf typische klinische Kennzeichen, Manifestationsalter, Herkunft der Patienten, biochemische und genetische Tests, elektronenmikroskopische Untersuchung der krankheitsspezifischen Lipopigmente und deren Feinstruktur in zirkulierenden Lymphozyten oder anderen Geweben. Enzymanalysen und molekulargenetische Untersuchungen [21, 34, 43, 44, 99, 131] sind für die häufigsten Mutationen verfügbar und ersetzen aggressive Untersuchungen viszeraler Organe wie die rektale Biopsie, die aufgrund der nahezu ubiquitären Lipopigmentspeicherung - so auch in Haut, Skelettmuskulatur, Konjunktiva und Leber - diagnostisch hilfreich sein können [96]. In der Haut sind die Lipopigmente am besten und häufigsten in ekkrinen Schweißdrüsen und weniger häufig in glatten Muskelzellen, in der Wand dermaler Blutgefäßzellen und Schwannschen Zellen dermaler Nervenverzweigungen aufzufinden [48]. Die am wenigsten invasive Methode der morphologischen Diagnostik der Lipopigmente bietet die Untersuchung des Urinsediments mit Nierenepithelzellen [132]; dort ist eine erhöhte Konzentration an Untereinheit C der mitochondrialen ATP-Synthase im Anteil der ausgeschiedenen Lipopigmente bei spät-infantiler und juveniler NCLF messbar [133]. Sowohl Überträger-Screening als auch Pränataldiagnostik sind verfügbar [34, 102, 103, 131, 134]. Die pränatale Diagnostik basiert meist auf molekulargenetischen Untersuchungen - die sowohl für die Prognose als auch für die genetische Beratung von Bedeutung sind - und biochemischen Enzymtests. Zur Bestätigung der molekulargenetischen Untersuchungen kann bei fehlender Verfügbarkeit biochemischer Tests die Chorionbiopsie herangezogen werden. Dabei finden sich granuläre Lipopigmente in der Wand stromaler Gefäße bei CLN1 und einige undefinierte Einschlüsse bei CLN3. Curvilineäre Einschlüsse sind in Fruchtwasserzellen bei CLN2 vorhanden [135].

1.4 Therapeutische Ansätze

Therapieversuche für NCLF mittels Knochenmarktransplantation schlugen fehl [136, 137]; die Transplantation neuronaler Stammzellen hingegen ist ein therapeutischer Hoffnungsträger [20]. Für gentherapeutische und immunsuppressive Therapieoptionen sind erste Studienergebnisse verfügbar und werden weitere

Studien geplant [111, 138, 139]. Erste Ergebnisse zeigten eine Reduktion der Speichermaterialakkumulation und einen damit verbundenen retinalen Nutzen mittels Gentherapie [109, 111, 138, 140]. Medikamentöse Therapieansätze mit dem Speichermaterial-abbauenden Cystagon oder dem Zelltodinhibitor Flupirtin erwiesen sich bisher noch nicht als wirksam, werden aber weiterhin auf ihre Wirksamkeit innerhalb von angemessenen Studien genauer untersucht [139]. Die Behandlung der von NCLF betroffenen Patienten beschränkt sich momentan auf supportive - beispielsweise die Behandlung einer eventuell bestehenden Epilepsie - und paliative Maßnahmen.

Die der selektiven Degeneration und dem neuronalen Zellverlust zugrunde liegenden Mechanismen sind essenziell für die Krankheitspathogenese. Deren genauere Identifikation, Analyse und Beschreibung ihrer funktionellen Charakteristika wird unser Verständnis von Neurodegeneration und neurodegenerativen Erkrankungen vertiefen und Therapieansätzen eine Basis bieten.

1.5 Aufgabenstellung

Die Elektroretinographie nimmt eine bedeutende Rolle in der Diagnostik und der Verlaufskontrolle retinaler Erkrankungen ein [99, 141, 142]. Sie findet ihre Anwendung bei der Differenzialdiagnose verschiedener Netzhauterkrankungen und steht aufgrund des Fortschritts auf diesem Gebiet im Fokus zahlreicher Forschungsbestrebungen zur exakteren Analyse pathophysiologischer Grundlagen der Netzhautfunktion. Sowohl die Elektroretinographie als auch die Pupillometrie bieten eine objektive und non-invasive Methode, die visuelle Funktion näher zu untersuchen.

Die Erforschung der neuronalen Ceroidlipofuszinosen am Menschen ist durch mangelndes humanes Material für morphologische Untersuchungen und durch die relativ geringe Prävalenz der Erkrankung erschwert. Daher nehmen Tiermodelle eine besondere Stellung in der Erforschung erblicher Netzhautdegenerationen ein und erleichtern Longitudinalstudien zur Erforschung der progressiven Entwicklung der Neuropathologie im Verlauf der Erkrankung [11]. Standardisierte Bedingungen erlauben eine bessere Vergleichbarkeit der gewonnenen Ergebnisse.

Es kann zwischen natürlich entstandenen Gendefekten bei Tieren und molekulargenetisch veränderten Tiermodellen unterschieden werden. Die Genanalyse erlaubt eine Korrelation mit der Erkrankung beim Menschen.

Transgene Tiere bieten die Möglichkeit, die steigende Zahl der für die neuronalen Ceroidlipofuszinosen verantwortlichen Gene näher zu untersuchen. Neue Informationen über die Pathogenese der NCLF konnten dank der Forschung an entsprechenden Mausmodellen bereits gewonnen werden; exemplarisch stehen hierfür die Untersuchungen zur selektiven Beteiligung GABAerger Interneurone verbunden mit Störungen im thalamokortikalen Regelkreis bei der NCLF-Pathogenese [19, 20, 90, 109]. Für die neuronale Ceroidlipofuszinose lieferten 9 Mausmodelle exakte Beschreibungen der Gewebephänotypen, führten aber vorwiegend nicht zur exakten Identifizierung der bei der Erkrankung involvierten und zugrunde liegenden Mechanismen oder der molekularen Pathogenese im ZNS. Nur wenige Studien lieferten Einsichten in die betroffenen metabolischen Mechanismen für fokussiertere Analysen [80, 92, 143, 144] oder elektrophysiologische Charakterisierungen. Die detailliertere Erforschung krankheitsspezifischer, pathophysiologischer und funktioneller Grundlagen an adäquaten Tiermodellen kann einen Beitrag zum besseren Krankheitsverständnis leisten und konsekutiv die Option der systematischen Testung therapeutischer Interventionsstrategien offerieren.

Daraus leitet sich der Gegenstand der vorliegenden Arbeit ab:

Funktionelle und phänotypische Charakterisierung der Mausmodelle für INCL (CLN1), JNCL (CLN3) und vLINCL (CLN6) mittels Elektroretinographie, Pupillometrie, Fundusfotografie, sowie FAG, Vergleich zum humanen Phänotyp,

Bestimmung des Netzhautdystrophie-Typs und Analyse einer eventuellen Progression des Degenerationsprozesses, Etablierung der Mausmodelle in Deutschland.

2. Material und Methoden

2.1 Grundlagen des Elektroretinogramms

Die Elektroretinografie beinhaltet die Ableitung und Registrierung der mittels Netzhautbelichtung ausgelösten Potentialdifferenzen am Auge. Jene elektrische Antwort wird von verschiedenen neuronalen und nicht-neuronalen Zellen der Retina generiert [141, 142, 145]. Erstmals konnte Frithiof Holmgren diese Potentiale im Jahre 1865 bei Untersuchungen an einem Fischauge identifizieren. Beim Menschen zeichnete dann Dewar 1877 jene Potentiale auf [146].

Die elektrische Antwort beruht auf lichtinduzierten, transretinalen Ionenbewegungsveränderungen, vorrangig Kalium (K^+) und Natrium (Na^+), moduliert durch die Aktivität einzelner retinaler Zellgruppen [141, 142]. Die nach Lichtreiz und in zeitlicher Abfolge zwischen Korneal- und Schläfenelektrode registrierten Potentiale erlauben Rückschlüsse auf die Netzhautphysiologie. Funktionelle Veränderungen der Netzhaut, die beispielsweise durch degenerative Netzhauterkrankungen entstehen können, bewirken eine veränderte ERG-Kurvenform.

Das aus mehreren Komponenten bestehende ERG kann mittels Variation von präsentiertem Stimulus und retinalem Lichtadaptationszustand in seine einzelnen Bestandteile gegliedert werden. Variationen des Stimulus können dabei Modulationen von dessen Intensität, Wellenlänge oder Frequenz sein. Hell- oder Dunkeladaptation verursachen eine unterschiedliche Beeinflussung von Stäbchen- und Zapfensystem [141].

Im Jahre 1908 berichteten Einthoven und Jolly erstmals über drei Komponenten des ERGs, einer initialen, negativen Komponente (A-Welle), einer folgenden, positiven, höheramplitudigen Komponente (B-Welle) und einer abschließenden, verlängerten positiven Komponente (C-Welle) (Abb. 2) [147]. Längerdauernde Lichtblitze bedingen eine D-Welle, die als Teil der photopischen B-Welle sichtbar wird. Sie repräsentiert eine Off-Antwort der Bipolarzellen und wahrscheinlich auch der Photorezeptoren [148].

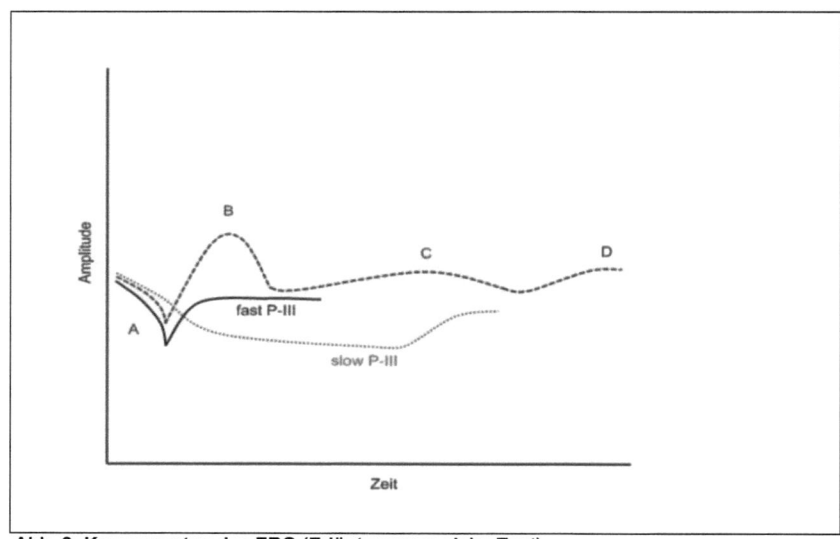

Abb. 2: Komponenten des ERG (Erläuterungen siehe Text).

Granit zeigte 1933 erstmals drei grundlegende Potentiale, P-I, P-II und P-III, die der C-, B- und A-Welle des ERGs entsprechen. Er beschrieb die P-III-Komponente als aus 2 Bestandteilen zusammengesetzt, einem schnellen, die A-Welle bildenden Potential (fast P-III oder Receptor potential) und einem langsamen, die zweite Komponente des C-Welle bildenden Potentials (slow P-III) (Abb. 2). Ersteres, die anfängliche maximale oder auch als „leading edge" bezeichnete Negativität, geht auf die Aktivität der Photorezeptorzellen zurück und entsteht durch das lichtinduzierte Schließen der Natriumkanäle der Plasmamembran der Außensegmente der Photorezeptorzellen. Letzteres Potential hat seinen Ursprung im Pigmentepithel mit Beteiligung der Müllerzellen und entsteht durch den lichtinduzierten Abfall des extrazellulären Kaliums in der Umgebung der inneren Segmente der aktiven Photorezeptorzellen [142, 149].

2.2 Ursprung der ERG-Komponenten A-, B-, und C-Welle

Die Lichtabsorption durch das Sehpigment in den Photorezeptoraußensegmenten, bei den Stäbchen das Rhodopsin, stößt eine Kette molekularer Reaktionen innerhalb der Photorezeptoren an. Aktiviertes Rhodopsin regt konsekutiv das G-Protein Transducin an, welches wiederum die Phosphodiesterase aktiviert (PDE). Durch die Hydrolyse von cGMP vermindert sich die cGMP-Konzentration in den Photorezeptoren, was wiederum zur Schließung der Na^+-K^+-Kanäle der sonst in

Dunkelheit natriumpermeablen Stäbchenmembran führt. Die Hyperpolarsation resultiert aus dem lichtinduzierten Abfall des nach innen gerichteten Natriumstroms [142, 150]. Diese elektrische Änderung wird als Kornea-negative A-Welle des ERGs gemessen (fast P-III).

Durch die Hyperpolarisation der Photorezeptorzellen wird die Neurotransmitterfreisetzung an den Synapsenenden herabgesetzt. Dies wiederum bewirkt eine De- oder Hyperpolarisation der postsynaptischen Bipolar- und Horizontalzellen. Hauptsächlich die Depolarisation der Bipolarzellen bewirkt einen extrazellulären Kaliumanstieg [151, 152], vorrangig in der postrezeptoralen äußeren plexiformen Schicht [153].

Die ON-Bipolarzellen zeigten sich hauptverantwortlich für die Generierung der B-Welle im ERG; dem wirken die OFF-Bipolarzellen entgegen („push-pull model") [154]. Die B-Welle hat in der Klinik einen hohen Stellenwert bei der Beurteilung der Funktion mittlerer Netzhautschichten [155].

Ein der Lichtabsorption folgender Abfall der extrazellulären Kaliumkonzentration in der Umgebung der Photorezeptoraußensegmente, bedingt durch verminderte Kaliumionenausschüttung durch die Rezeptoren [156], beeinflusst auch das Potential zwischen apikaler und basaler Zellmembran des retinalen Pigmentepithels (RPE). Eine Reduktion der extrazellulären Kaliumkonzentration nahe der apikalen Membran der Pigmentepithelzellen bedeutet einen Anstieg des transepithelialen Potentials. Die Retina wird positiver gegenüber der Choroidea. Das kann mit einer Korneaelektrode als C-Welle im ERG gemessen werden. Obwohl die C-Welle ihren Ursprung im Pigmentepithel hat, hängt sie auch von der Integrität der Photorezeptoren ab, da die Lichtabsoption in den Photorezeptorzellen Voraussetzung für den Abfall der extrazellulären Kaliumkonzentration ist.

Weitere Untersuchungen ergaben eine Beteiligung der Müllerzellen an der Generierung der slow-P-III-Komponente des ERG [149]. Müllerzellen sind hochpermeabel für Kaliumionen. Eine lichtinduzierte Reduktion der extrazellulären Kaliumkonzentration in der Photorezeptorschicht bewirkt Veränderungen des Transmembranpotentials der Müllerzellen. Diese Veränderungen spiegeln sich in der Generierung der slow P-III-Komponente.

Auch die neurale Netzhaut scheint die C-Welle zu beeinflussen [145]. Unterschiedliche Untersuchungen postulieren sowohl eine Assoziation der Stäbchen als auch der Zapfen mit der C-Welle. Eine diffuse Degeneration oder Dysfunktion des

RPE oder der Photorezeptorzellen kann eine Reduktion der C-Welle im ERG bewirken. Bei angeborener Nachtblindheit fand sich ein völliges Fehlen der C-Welle [157]; Veränderungen bei retinalen Gefäßverschlüssen wiesen auf eine Beeinflussung der C-Welle durch Netzhautinnenschichten hin [158]. Eine durch Krankheit verursachte Veränderung der komplexen Signalverarbeitung des retinalen Netzwerks kann somit mittels abnormer ERG-Kurvenverläufe diagnostiziert werden. Beispielsweise können Erkrankungen, die eine normale A-Wellengenerierung verhindern, wie Retinitis pigmentosa, auch zu einer veränderten B-Welle führen, deren Generierung von den elektrochemischen Veränderungen, welche die A-Welle generieren, abhängt. Der Umkehrschluss lässt sich allerdings nicht ziehen, da beispielsweise ein Zentralarterienverschluss zu einer diffusen Degeneration bzw. Dysfunktion der Zellen der inneren Körnerschicht (Müllerzellen oder Bipolarzellen) führt, welches sich in einer selektiven Verminderung der B-Wellenamplitude ohne Affektion der A-Welle äußert [142].

2.3 Ursprung der Oszillatorischen Potentiale

Cobb und Morton berichteten erstmals 1954 über oszillierende Wellen, die sich dem aufsteigenden Teil der B-Welle des ERGs nach Stimulation mit einem starken Lichtblitz auflagern [159]. Yonemura nannte diese dann Oszillatorische Potentiale (OPs) [160]. Diese OPs sind hochfrequente (100-160Hz), niedrigamplitudige Komponenten des ERGs, die sowohl durch das Stäbchen- als auch das Zapfensystem hervorgerufen werden [161, 162]. Der konkrete Ursprung ist noch unklar; es wird vermutet, dass Zellen der inneren Retinaschichten, wie die Amakrinzellen oder Zellen der inneren plexiformen Schicht, diese Potentiale generieren. Bei experimentell veränderten Amakrinzellen fand sich ein Verlust der OPs [163]. Eine Reduktion der Amplituden der OPs ist beim Vorliegen einer retinalen Ischämie, wie beispielsweise bei diabetischer Retinopathie, Zentralvenenverschluss und Sichelzellretinopathie zu beobachten. Ebenso wird von reduzierten OP-Amplituden bei Patienten mit X-chromosomaler juveniler Retinoschisis [164], kongenitaler stationärer Nachtblindheit [165] und Morbus Behçet berichtet [166]. Obwohl die Generierung der OPs auf Zellen der inneren Netzhautschichten zurückzuführen ist, können auch Störungen weiter distal gelegener Retinazellen die OPs beeinflussen, weil deren elektrischen Signale Einfluss auf die proximal gelegenen Zellen ausübt. Somit können auch primär die äußere Retina schädigende

Erkrankungen, wie beispielsweise Retinitis pigmentosa, sowohl die A- und B-Welle als auch die OPs verändern [142].

2.4 Signalverarbeitung in der Netzhaut

Die in der Retina (Abb. 3, 4) befindlichen, für das Sehen bei geringer Lichtstärke verantwortlichen lichtempfindlichen Stäbchenrezeptoren und die für das photopische Sehen verantwortlichen Zapfenrezeptoren differieren in ihrer Signalverarbeitung. Die Zapfenrezeptoren bilden synaptische Verbindungen mit On- und Off-Bipolarzellen, welche mit On- und Off-Ganglienzellen verbunden sind.

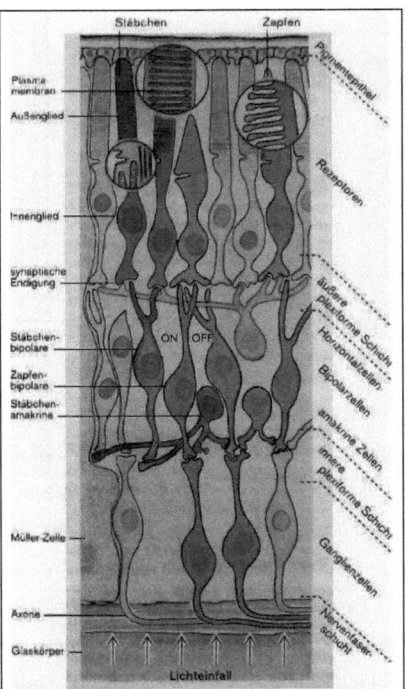

Abb. 3: Schematische Darstellung der Netzhautzellen und ihrer synaptischen Verbindungen [150].

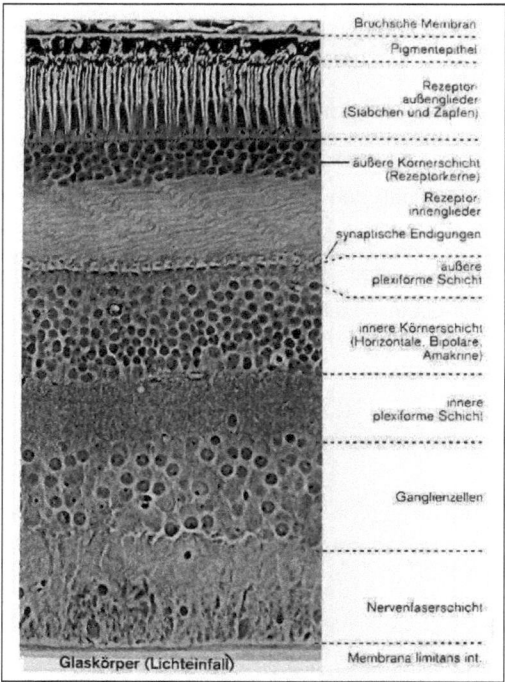

Abb. 4: Histologisches Bild eines Netzhautquerschnitts [150].

Photorezeptoren befinden sich bei Dunkelheit in einem depolarisierten Zustand und werden durch Lichteinfluss hyperpolarisiert [167]. Bei Dunkelheit besteht ein kontinuierlicher Glutamattransmitterfluss vom Photorezeptor zur Bipolarzelle, der durch Licht supprimiert wird [168, 169]. Die über den metabotropen Glutamatrezeptor gesteuerten On-Bipolarzellen depolarisieren auf Lichtstimulus. Anwesenheit von Glutamat führt über ein G-Protein und cGMP Phosphodiesterase zu einem Schließen der Kationenkanäle und damit zur Depolarisation. Hingegen hyperpolarisieren die Off-Bipolarzellen infolge Lichtstimulus. Die Hyperpolarisation der Off-Bipolarzellen geht auf einen Glutamat-vermittelten Na^+-Einwärtsstrom zurück, der über einen ionotropen Rezeptor mit ligandengesteuertem Kationenkanal führt [170-177]. Eine gleichsinnige Signalweiterleitung erfolgt über erregende Synapsen zu den On- und Off-Ganglienzellen [150].

Die Signaltransduktion von den Stäbchenrezeptoren zu den Ganglienzellen ist noch nicht hinreichend geklärt. Die Stäbchenrezeptoren bilden eine Band-Synapse mit den

Stäbchen-Bipolarzellen. Die weitere Signaltransduktion wird direkt von den Bipolarzellen zu den Ganglienzellen geleitet. Amakrinzellen bilden in der Signalweiterleitung der Stäbchenrezeptoraktivität einen Kontakt zu den Zapfen-On- und Off-Bipolarzellen [178, 179]. Gap junctions zwischen Stäbchen- und Zapfenrezeptoren ermöglichen eine direkte Verbindung des Stäbchensignals zu den Zapfenbipolarzellen [174, 180]. Ein direkter Kontakt der Stäbchenrezeptoren zu den Zapfen-Off-Bipolarzellen fand sich bei Mäusen und Ratten [181]. Das zu den Ganglienzellen geleitete Signal wird mittels des Nervus opticus, der von den Axonen der Ganglienzellen gebildet wird, zur primären Sehrinde weitergeleitet.

2.5 Charakterisierung der Versuchstiere

2.5.1 Herkunft der Versuchstiere für INCL

Das CLN1-knockout Mausmodell wurde mittels gezielter Unterbrechung und damit erfolgter Elimination des letzten Exons von PPT1 realisiert. Um einen homogenen Genhintergrund zu erreichen, fand eine Rückkreuzung des Originalstammes mit C57BL/6J-Mäusen über 10 Generationen statt. Die mutierten Tiere entstanden aus Kreuzung von Mutanten mit Mutanten. Die Versuchstiere stammten aus dem Labor von Professor David Pearce (Universität von Rochester Medical Center, Rochester, NA, USA), mittels derer die Zucht aufgenommen werden konnte.

2.5.2 Herkunft der Versuchstiere für JNCL

Eine Zucht der agouti-farbenen CLN3$^{\Delta ex7/8}$-KI-Tiere (C57Bl/6 Hintergrund) konnte mittels der von Dr. Susan Cotman (Molecular Neurogenetics Unit and Center for Human Genetic Research, Massachusetts General Hospital, Boston, USA) zur Verfügung gestellten Mäuse aufgenommen werden. Der Stamm wurde ursprünglich von Dr. Susan Cotman erzeugt und zur Verfügung gestellt. Die Mäuse standen mehrere Generationen in Auszucht mit C57Bl/6. Obwohl es sich bei den am lebenden Tier durchgeführten Untersuchungen nicht um Tierversuche im Sinne des Tierschutzgesetzes handelte, lag ein genehmigter Tierversuchsantrag (VB 103 - G 0199/02 vom 04.06.2003) vor.

2.5.3 Herkunft der Versuchstiere für vLINCL

Eine Zucht des Mausmodells für die vLINCL (CLN6-knockout-Tiere) konnte mittels der von Professor David Pearce (Universität von Rochester Medical Center,

Rochester, NA, USA), zur Verfügung gestellten Knockout- (C57BLK NCLF) und Kontroll-Tieren (C57BL/6J) aufgenommen werden.

Alle an und mit den Versuchstieren durchgeführten Handlungen richteten sich sowohl nach den Richtlinien des deutschen Tierschutzes als auch nach den Richtlinien der ARVO (Association for Research in Vision and Ophthalmology) für die Verwendung von Tieren in der augenheilkundlichen Forschung und der Forschung auf dem Gebiet des visuellen Systems.

2.5.4 Haltung der Versuchstiere
Die Tierhaltung erfolgte im Tierstall der Humboldt-Universität Berlin. Es wurden dort bis zu 6 Tiere pro Käfig untergebracht bei einem Raumklima zwischen 22 und 25° C. Die Tiere unterlagen einem 24-Stunden-Tag-Nacht Rhythmus mit einer zwölfstündigen Hellphase von 300 Lux. Die Tiere erhielten Futter und Wasser ad libitum.

2.5.5 Kennzeichnung der Versuchstiere
Da mehrere Versuchstiere in einem Käfig untergebracht waren, mussten die einzelnen Tiere gekennzeichnet werden. Mittels einer chirurgischen Cooper-Schere wurden die Ohren der Mäuse mit einer Kerbe versehen.

2.6 Elektroretinographie (ERG)

2.6.1 Allgemeiner Versuchsaufbau
Die ERG-Ableitungen erfolgten mit Hilfe des Multiliner Vision Toennies (97204 Höchberg). Das Gerät besteht im Wesentlichen aus folgenden Elementen: (Abb. 5)

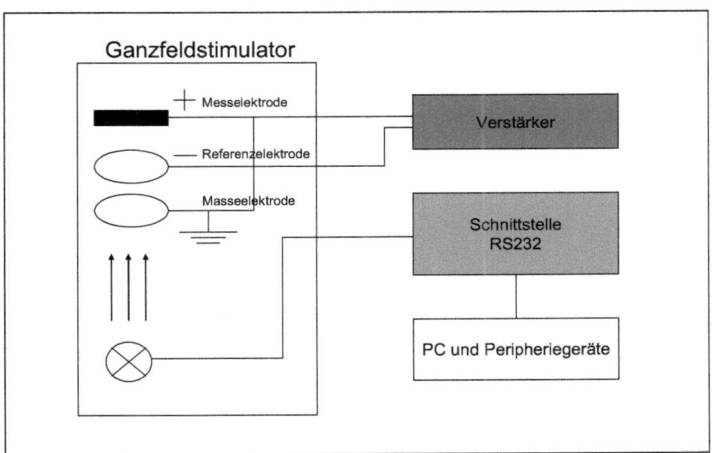

Abb. 5: Versuchsaufbau (schematisch).

Es konnten Blitzintensitäten von $5*10^{-5}$ bis circa 550 cds/m² bei einer Blitzdauer von 50 µs und Filtereinstellungen zwischen 1-300 Hz mittels des Ganzfeldstimulators erzeugt werden. Die Blitzfrequenz konnte zwischen 0,05 und 100 Hz bei 0,05-Hz-Schritten variiert werden. Die Potentialverstärkung erfolgte mittels eines 2-Kanal-AC/DC-Verstärkers. Der Messbereichsendwert reichte von 10 µV bis 50 mV, während der Frequenzgang des DC bis 20 kHz reichte. Die Verbindung zum PC wurde mittels der Schnittstelle RS232 hergestellt. Mit Hilfe der Multiliner-Vision-Software konnte eine eigene Konfiguration der Ableitprotokolle und die Archivierung der Versuchsdaten erfolgen. Der Ausdruck der Ableitungskurven und die Verknüpfung der Rohdaten mit anderen Programmen war über den Anschluss von Peripheriegeräten möglich.
Für die Ableitung der C-Wellen-Amplituden wurde das Reti-Strobe® (Roland Consult, Wiesbaden-Brandenburg) anstelle des Multiliner Vision Toennies genutzt. Dies

ermöglichte eine Blitzdauer von 1 bis 250 ms. Die Verbindung zum Multiliner-System erfolgte über die Schnittstelle RS232.

2.6.2 Allgemeine Versuchsdurchführung

Nachdem die entsprechenden Versuchstiere für die Untersuchung aus der Tierhaltung ins Labor gebracht wurden, schloss sich die Ermittlung des jeweiligen Tiergewichts an, um die Narkosedosierung berechnen zu können. Für die skotopischen ERG-Ableitungen erfolgte eine 2,5-3-stündige Dunkeladaptationsphase, die sich als ausreichend für eine maximale skotopische ERG-Antwort erwiesen hatte. Alle folgenden Handlungen wurden unter schwachem Rotlicht durchgeführt. Das Eintropfen zweier Mydriatika rief die Pupillenmydriasis des zu untersuchenden Auges (linkes Auge) hervor. Zunächst erfolgte die Applikation von einem Tropfen 1 %igen Atropinsulfats (Atropin 1 % Dispersa®, Dispersa GmbH, Germering). Nach einer Einwirkzeit von 1 Minute wurde dann ein Tropfen 0,5 %igen Tropicamids (Mydriaticum Stulln®, Pharma Stulln GmbH, Nabburg) appliziert. Diese beiden Muskarinrezeptor-Antagonisten bewirken eine Entspannung des Musculus sphincter pupillae. Dabei zeichnet sich Tropicamid durch eine schnellen Wirkeintritt und Atropin durch eine lang anhaltende Wirkung aus. Etwa 10 Minuten nach der Mydriatikaapplikation wurde das Versuchstier mit einer gewichtsadaptierten Dosis einer Mischung von Ketamin (15 mg/kg subkutan; Ketamin 500 mg, Curamed, Karlsruhe) und Xylazin (100 mg/kg subkutan; Rompun® 2 %ig, Bayer AG, Leverkusen) narkotisiert. Etwa 4 Minuten post injectionem trat die Narkosewirkung ein. Dann konnte die Maus in Bauchlage auf einem Wärmegelkissen, das die Körpertemperatur bei 38° C hielt, vor dem Untersuchungsgerät platziert werden. Einige Lagen Zellstoff auf dem Gelkissen erlaubten eine bessere Variation der Mausposition. Das Gelkissen befand sich auf einem Kunststoff-Set-Up, an dem auch ein dreigelenkiger Mikromanipulator befestig war (Fa. Roland Consult), mit welchem sich die Messelektrode fixieren ließ. Ein mitgeliefertes Metallpodium ersetzte die Kinnstütze der Ganzfeldkugel. Dadurch konnte die Messvorrichtung so positioniert werden, dass die Mausaugen sich im Zentrum der Ganzfeldkugel befanden. Bei Verwendung des Reti-Strobe® zur C-Wellen-Ableitung konnte die Untersuchungsvorrichtung auf dem Labortisch platziert werden. Eine rote LED, die an das Reti-Strobe® angeschlossen war, wurde an einem Laborstativ fixiert und in etwa 0,3 cm Entfernung vom zu untersuchenden Mausauge angebracht.

Zur Reduzierung von Einflüssen auf die Messelektrode mussten die Barthaare der Maus entfernt werden. Als aktive Elektrode kam eine monopolare, auf der Hornhaut sitzende Kontaktlinsenelektrode mit einem Durchmesser von 5 mm zur Anwendung. Sie bestand aus farblosem Kunststoff mit einem an der Innenfläche eingearbeiteten Drahtring von etwa 3mm Durchmesser. Zur besseren elektrischen Leitfähigkeit erfolgte die Applikation eines Tropfens Methylcellulose (Methocel-Dispersa, Dispersa®, Dispersa GmbH, Germering) zwischen Elektrode und Auge. Die Referenzelektrode (Silber-Nadel-Elektrode) befand sich subkutan rechts perioral ohne Knochenkontakt, der zu Störungen in der ERG-Registrierung geführt hätte. Die Masseelektrode (Silber-Nadel-Elektrode) wurde unter die Haut der Stirn platziert.

Mittels der Übergangswiderstandsmessung zwischen Elektroden und Gewebe (Impedanzmessung) konnte die korrekte Position der Elektroden festgestellt werden. Dabei musste der Widerstand in der Versuchsanordnung kleiner als 10 kΩ sein, um ein erneutes Platzieren der Elektroden aufgrund von verhinderter ERG-Ableitung durch den PC zu vermeiden.

2.6.3 Durchgeführte ERG-Untersuchungen

Der Studientyp entsprach einer prospektiven experimentellen Längsschnittstudie. Jede Versuchsreihe wurde mit den Knockout(KO)- bzw. den Knock-in(KI)-Tieren und den altersentsprechenden Wildtypen (WT) durchgeführt (Tab. 2, 3, 4).

Alter in Monaten	Anzahl KO	Anzahl WT
1	6	4
2	6	7
4	8	7
6	9	6
8	6	5

Tab. 2: Anzahl der Versuchstiere CLN1-KO und WT.

Alter in Monaten	Anzahl KI	Anzahl WT
1	9	11
5	5	6
9	7	8
12	6	5
16	8	6

Tab. 3: Anzahl der Versuchstiere CLN3$^{\Delta ex7/8}$-KI und WT.

Alter in Monaten	Anzahl KO	Anzahl WT
1,5	5	4
4	10	9
8	5	5
12	3	1

Tab. 4: Anzahl der Versuchstiere CLN6-KO und WT.

Die ERGs konnten nach mindestens zweistündiger Dunkeladaptation entsprechend folgendem Schema abgeleitet werden: Ableitung der skotopischen Antwort (Tabelle 5), Ableitung der Oszillatorischen Potentiale (Tab. 6), C-Wellen-Ableitung, A-Wellen-Ableitung.

Für die Ableitung des skotopischen ERGs reichten die Blitzintensitäten von 10^{-4} bis zu 3 cds/m², unterteilt in 8 Schritte von 0,4 bzw. 0,6 log cds/m²; die Blitzdauer betrug dabei 50 µs (Tab. 5). Die ERG-Aufzeichnung erfolgte über 400 ms mit einer Auflösung von 1024 Kurvenpunkten. Die dreimaligen Ableitungen bei den Intensitäten 0,1 und 0,4 mcds/m² wurden gemittelt, ebenso die zweimaligen Ableitungen bei den Intensitäten 1 und 4 mcds/m². Die Filtereinstellungen des Verstärkers lagen zwischen 1 und 300 Hz.

Blitzreihenfolge	Blitzintensität in mcds/m²	Blitzanzahl	Frequenz	Blitzdauer in µs	ISI in s
1	0,1	3	0,2	50	5
2	0,4	3	0,2	50	5
3	1	2	0,05	50	20
4	4	2	0,05	50	20
5	10	1		50	
6	100	1		50	
7	1000	1		50	
8	3000	1		50	

Tab. 5: Ableitprotokoll skotopisches ERG.

Die Aufzeichnung der ERG-Antwort der Oszillatorischen Potentiale (OP) erfolgte über 200 ms mit einer Auflösung von 1024 Kurvenpunkten. Nach einer zehnminütigen Helladaptation schloss sich die Ableitung der photopischen Antwort an. Die

Untersuchung der Knockout- bzw. Knock-in-Tiere geschah abwechselnd mit den Wildtypen am gleichen Tag.

OP	Intensität in cds/m²	Interstimulus-Intervall (ISI)
1	2,5	15 s
2	2,5	15 s

Tab. 6: Ableitprotokoll Oszillatorische Potentiale (OP).

Die Lichtreize für die Ableitung der C-Welle wurden in aufsteigender Intensität dargeboten: 84, 164 und 252 cds/m². Jeweils 2 aufeinander folgende Einzelreize der Blitzfrequenz 0,05 Hz wurden für jede Blitzintensität gemittelt. Die Blitzdauer betrug 250 ms, der Interstimulusintervall (ISI) 20 s und die Messzeit pro Blitz 5 s. Die Aufzeichnung der ERG-Antwort erfolgte über 5000 ms mit einer Auflösung von 512 Kurvenpunkten. Die Filtereinstellungen des Verstärkers lagen zwischen 0,08 und 20 Hz.

Für die Ableitung der A-Welle wurden die Blitze bei der Intensität von 30 cds/m² mit einer Xenon-Lichtquelle erzeugt. Bei den höheren für die Analyse der A-Welle benötigten Intensitäten kam eine U-förmige Photoblitzlampe zur Anwendung. Die Lichtreize wurden in aufsteigender Intensität dargeboten: 30, 60, 90, 300 cds/m². Die Blitzfrequenz betrug 0,05 Hz, die Blitzdauer 50 µs und das ISI zwischen jeder Blitzintensität 90 s. Die Aufzeichnung der ERG-Antwort erfolgte über 40 ms mit einer Auflösung von 512 Kurvenpunkten. Der Filterbereich des Verstärkers lag zwischen 1 und 100 Hz.

Für die Ableitung der Zapfenantworten mussten die zu untersuchenden Mäuse 10 Minuten bei einer Hintergrundbeleuchtung von 60 cd/m² helladaptiert werden. Es wurden 10 Einzellichtreize der Intensität 25 cds/m² der Reizdauer 50 µs mit einer Frequenz von 1,5 Hz appliziert. Die Filtereinstellungen des Verstärkers lagen zwischen 1 und 300 Hz. Die Aufzeichnung der ERG-Antwort erstreckte sich über 200 ms bei einer Auflösung von 512 Kurvenpunkten. Die zehnmalige Ableitung wurde gleich im Computerprogramm gemittelt.

Nach Ableitung des ERGs konnten mit Hilfe der Computersoftware durch das Positionieren von Markern auf dem Potentialverlauf einer ERG-Kurve Amplituden und Gipfelzeiten bestimmt werden (Abb. 6).

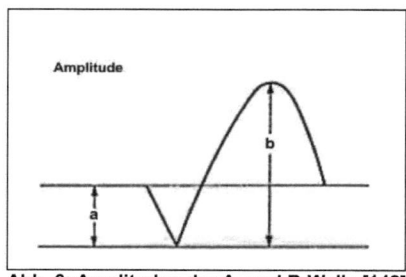

Abb. 6: Amplituden der A- und B-Welle [142].

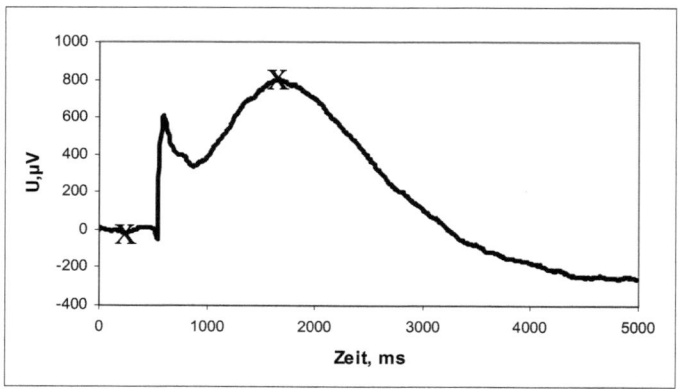

Abb. 7: Markerpositionierung (X) bei der C-Welle des ERG bei den Originalkurven einer CLN3$^{\Delta ex7/8}$-KI-Maus.

Für die A-Welle wurde der tiefste Punkt nach Stimulus, vor dem Auftreten des B-Wellenanstiegs festgelegt (Abb. 10). Der Amplitudenwert ergibt sich somit aus der Differenz zwischen Nulllinie und dem durch den Marker gekennzeichneten Wert. Bei den photopischen Ableitungen definierten wir die Amplitude durch die Differenz zwischen dem tiefsten Punkt nach Stimulus und dem höchsten OP-Ausschlag (Abb. 9).

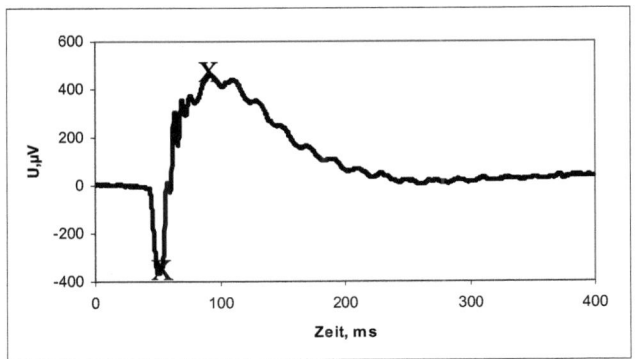

Abb. 8: Markerpositionierung (X) bei den skotopischen Ableitungen des ERG bei den Originalkurven einer CLN1-WT-Maus.

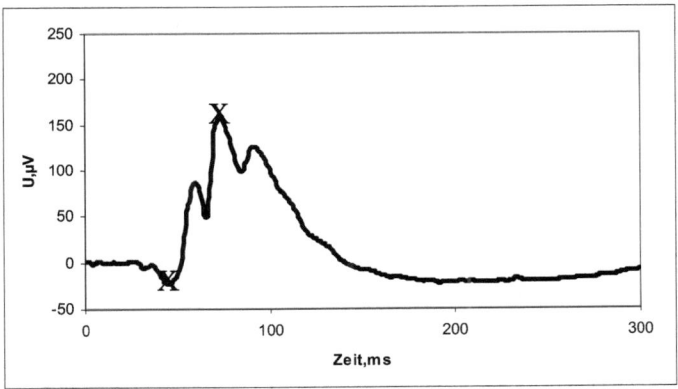

Abb. 9: Markerpositionierung (X) bei den photopischen Ableitungen des ERG bei den Originalkurven einer CLN3$^{\Delta ex7/8}$-KI-Maus.

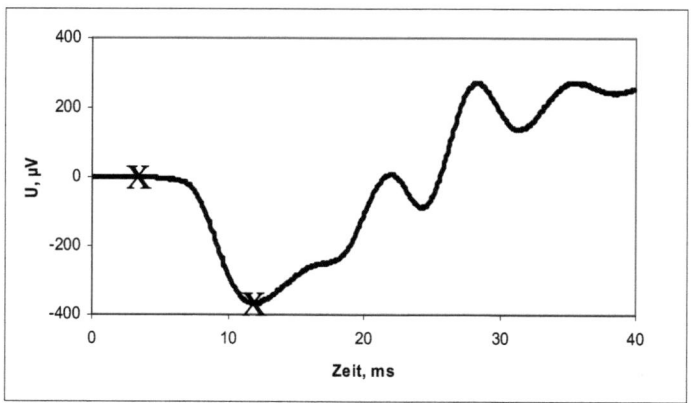

Abb. 10: Markerpositionierung (X) bei der A-Welle des ERG bei den Originalkurven einer CLN3$^{\Delta ex7/8}$-KI-Maus.

Der erste positive Anstieg im ERG, die B-Welle, wird von Oszillatorischen Potentialen überlagert. Den höchsten Punkt der B-Welle (Abb. 8) definierten wir nach den Oszillatorischen Potentialen. Somit wurde die B-Wellenamplitude vom A-Wellental bis zum Maximum der Kurve gemessen. Bei der gesonderten Ableitung der Oszillatorischen Potentiale definierten wir die Messpunkte zur Amplitudenbestimmung als zweites Wellental nach Stimulus und Maximum der Kurve (Abb. 11). Die Differenz dieser beiden Werte ergab die Amplitude. Mit steigenden Amplituden erfolgte zur besseren Darstellung eine Anpassung der Empfindlichkeit. Bis zu einer Blitzintensität von 0,004 cds/m² verwandten wir eine Empfindlichkeit von 100 µV/Div. Ab einer Blitzintensität von 0,01 cds/m² wurde eine Empfindlichkeit von 200 µV/Div genutzt.

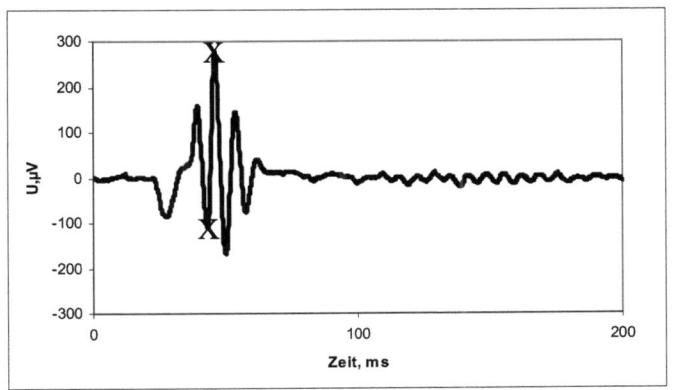

Abb. 11: Markerpositionierung (X) bei den Oszillatorischen Potentialen des ERG bei den Originalkurven einer CLN3$^{\Delta ex7/8}$-KI-Maus.

2.7 Pupillometrie

Alle Aufzeichnungen der Pupillenlichtreflexe wurden 4 bis 8 Stunden nach Beginn des Tageslichtzyklus an 2, 4,5 und 6-7 Monate alten CLN1-KO-Tieren und altersentsprechenden Kontrolltieren, 9 und 16 Monate alten CLN3$^{\Delta ex7/8}$-KI-Tieren und entsprechenden Wildtypen sowie an 6 Monate alten CLN6-KO-Tieren und entsprechenden Wildtypen durchgeführt (Tab. 7, 8, 9). Die Tiere erhielten eine Anästhesie mit einer Kombination von Ketamin (100 mg/kg subcutan, Ketamin 500 mg, Curamed, Karlsruhe) und Xylazin (15 mg/kg subcutan, Rompun® 2 %ig, Bayer AG, Leverkusen). Die Aufzeichnungen der Pupillenlichtreflexe wurden an den auf einem Wärmegelkissen gelagerten Mäusen etwa 10 bis 30 Minuten nach Sedierung vorgenommen. Für die Pupillenvergrößerung wurde eine 78 Dpt.-Linse benutzt. Die applizierten Stimuli hatten eine Intensität von 40 cds/m² und 200 cds/m² sowie eine Signaldauer von 200 ms. Jedem Stimulus folgte eine Dunkeladaptationszeit von 2 Minuten. Alle Aufzeichnungen wurden mit dem Compact Integrated Pupillograph (CIP V9.11, AMTech GmbH, Weinheim, Deutschland) durchgeführt. Eine gelbe LED wurde als Lichtquelle benutzt. Alle Ergebnisse wurden in einem Diagramm präsentiert, welches die Veränderung des Pupillendurchmessers gegenüber der Zeit wiedergab. Es erfolgte die Bestimmung der relativen Änderung des Pupillendurchmessers nach Lichtstimulation.

Alter in Monaten	Anzahl KO	Anzahl WT
2	5	9
4,5	5	3
6-7	7	7

Tab. 7: Anzahl der Versuchstiere CLN1-KO und WT.

Alter in Monaten	Anzahl KI	Anzahl WT
9	3	3
16	8	6

Tab. 8: Anzahl der Versuchstiere CLN3$^{\Delta ex7/8}$-KI-Tiere und WT.

Alter in Monaten	Anzahl KO	Anzahl WT
6	6	9

Tab. 9: Anzahl der Versuchstiere CLN6-KO und WT.

2.8 Fundusfotografie und Fluoreszenzangiografie

Für die Fundsusfotografie erhielt die Maus einen Tropfen 0,5 %igen Tropicamids (Mydriaticum Stulln®, Pharma Stulln GmbH, Nabburg) zur Pupillenerweiterung.

Etwa 10 Minuten nach der Mydriatikaapplikation wurde das Versuchstier mit einer gewichtsadaptierten Dosis einer Mischung von Ketamin (15 mg/kg subkutan; Ketamin 500 mg, Curamed, Karlsruhe) und Xylazin (100 mg/kg subkutan; Rompun® 2 %ig, Bayer AG, Leverkusen) narkotisiert. Etwa 4 Minuten post injectionem trat die Narkosewirkung ein. Dann konnte die Maus auf einer Holzplatte vor dem Laser Scanning Ophthalmoscope (Rodenstock Instrument GmbH, München, Deutschland) platziert werden. Eine 30 Dpt.-Linse wurde zur Vergrößerung zwischen Maus und Ophthalmoskop geschaltet.

Um die Fluoreszenzangiografie durchführen zu können, erhielt die anästhesierte Maus 10 Minuten vor der Untersuchung Fluoreszein-Natrium (Fluorescein Alcon® 10%, Alcon Pharma GmbH, Freiburg, Deutschland) in einer Dosierung von 10mg/kg Körpergewicht intraperitoneal.

Für die Fundusfotografie wurde ein Argonlaser (rot, 787 nm) verwendet und für die Fluoreszenzangiografie ein Helium-Neon-Laser (blau, 488 nm).

2.9 Statistik

Der statistische Vergleich der Ergebnisse der beiden Gruppen wurde mittels ANOVA durchgeführt (Analysis of Variance). Das Signifikanzniveau lag bei $p < 0,05$. Sämtliche statistische Analysen wurden mit Hilfe des Softwarepaketes "Statistical Package for the Social Sciences" (SPSS Inc., Chicago, USA) durchgeführt. Die Darstellungen beinhalten absolute und relative Häufigkeiten für Kategorienvariablen und mittlere Standardabweichung, Median und die Spannweite der numerischen Messungen.

3. Ergebnisse

3.1 Ergebnisse der Elektroretinographie bei C57BLK PPT1 (CLN1)

Um festzustellen, ob das Mausmodell für INCL einen progressiven retinalen Funktionsverlust aufweist, wurden CLN1-knockout-Mäuse und normale Kontrolltiere mittels ERG im Alter von 1, 2, 4, 6 und 8 Monaten untersucht. Die ERG-Kurvenformen bei den 1 Monate alten Tieren waren in beiden Gruppen vergleichbar; in den Amplituden konnten keine signifikanten Unterschiede zwischen Knockout-Tieren und Wildtypen verzeichnet werden (Abb. 12, 13, 14).

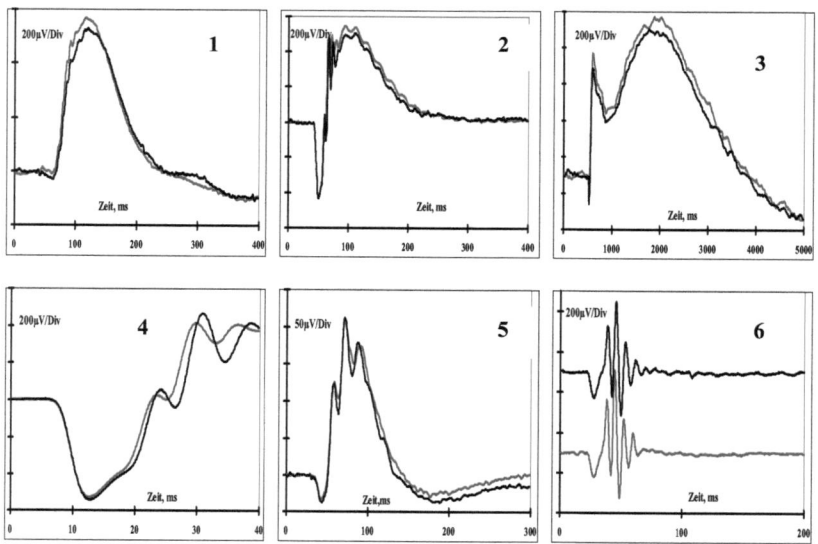

Abb. 12: Hinsichtlich des Nullpunkts normierte, gemittelte Kurven des skotopischen ERG bei 10 mcds/m² (1) und 3000 mcds/m² (2), der C-Welle bei 252 cd/m² (3), der A-Welle bei 30 cds/m² (4) sowie des photopischen ERG bei 25 cds/m² (5) und Oszillatorische Potentiale bei 2,5 cds/m² (6). Linie: Cln1, Alter: 1 Monat (rote Kurve = KO, schwarze Kurve = WT).

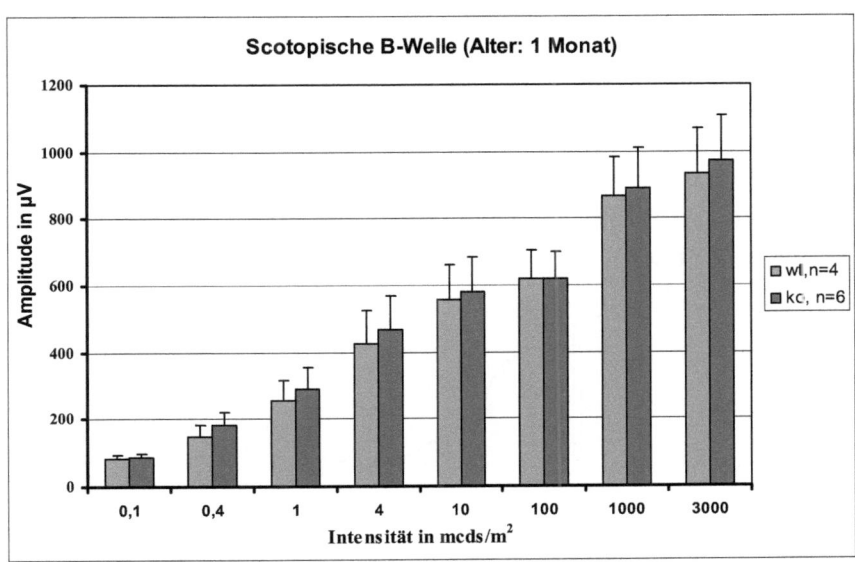

Abb. 13: Säulendiagramm der gemittelten Amplituden der skotopischen B-Welle der 1 Monat alten CLN1-KO-Tiere und der Wildtypen (WT); die Marker entsprechen den Standardabweichungen.

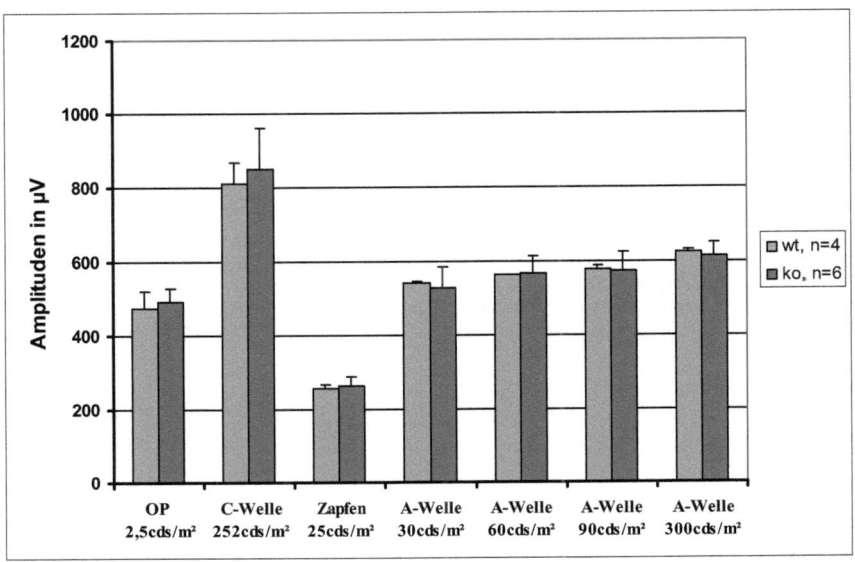

Abb. 14: Säulendiagramm der gemittelten Amplituden der OP, C-Welle, der Zapfenantworten und der skotopischen A-Welle der 1 Monat alten CLN1-KO-Tiere und der Wildtypen (WT); die Marker entsprechen den Standardabweichungen.

Im Alter von **2 Monaten** zeigten die PPT1-defizitären Tiere verglichen mit dem Wildtyp signifikant niedrigere Amplituden der Knockout-Tiere bei der skotopischen B-Welle der Intensitäten 10, 100, 1000 und 3000mcds/m² (Abb. 16, Tab. 10). Auch der Kurvenverlauf der KO-Tiere unterscheidet sich bei der B-Welle von dem der Wildtypen (Abb. 15). Die übrigen Ableitungen wiesen keine signifikanten Unterschiede auf (Abb. 17)

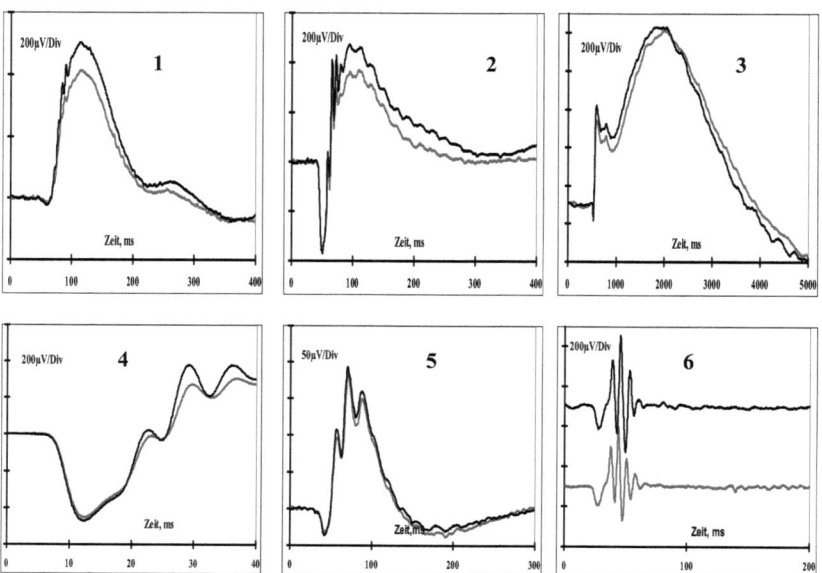

Abb. 15: Hinsichtlich des Nullpunkts normierte, gemittelte Kurven, des skotopischen ERG bei 10 mcds/m² (1) und 3000 mcds/m² (2), der C-Welle bei 252 cd/m² (3), der A-Welle bei 30 cds/m² (4) sowie des photopischen ERG bei 25 cds/m² (5) und Oszillatorische Potentiale bei 2,5 cds/m² (6). Linie: CLN1, Alter: 2 Monate (rote Kurve = KO, schwarze Kurve = WT).

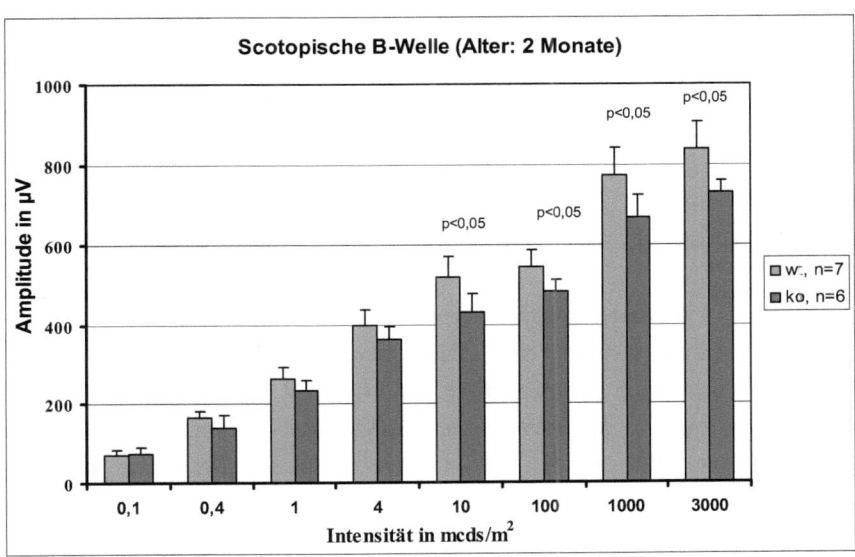

Abb. 16: Säulendiagramm der gemittelten Amplituden der skotopischen B-Welle der 2 Monate alten CLN1-KO-Tiere und der Wildtypen (WT); die Marker entsprechen den Standardabweichungen.

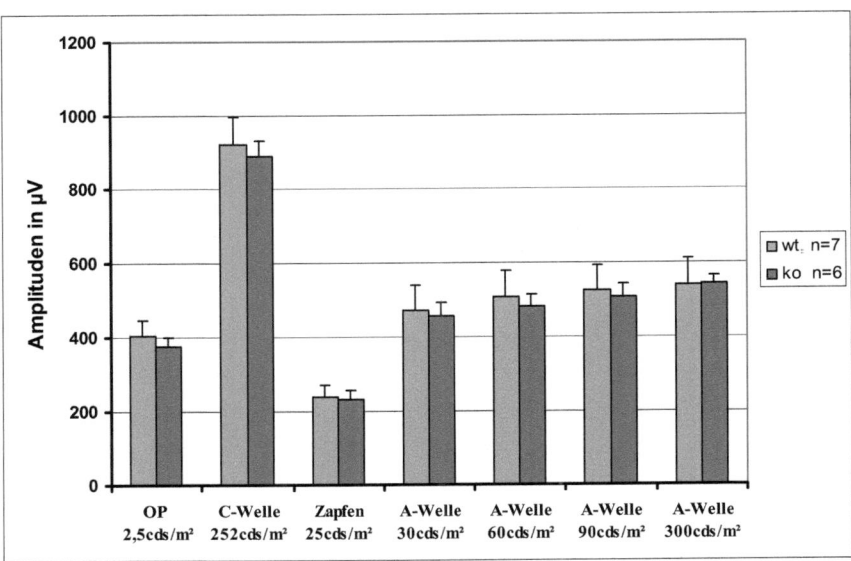

Abb. 17: Säulendiagramm der gemittelten Amplituden der OP, C-Welle, der Zapfenantworten und der skotopischen A-Welle der 2 Monate alten CLN1-KO-Tiere und der Wildtypen (WT); die Marker entsprechen den Standardabweichungen.

Intensität in mcds/m²	Amplitude skotop. B-Welle PPT1-KO	Amplitude skotop. B-Welle PPT1-WT	p-Wert
10	431 ± 48 µV	519 ± 51 µV	0,02
100	485 ± 27 µV	547 ± 41 µV	0,015
1000	668 ± 57 µV	772 ± 69 µV	0,015
3000	731 ± 28 µV	836 ± 69 µV	0,02

Tab. 10: Amplituden und p-Werte der skotopischen B-Welle der 2 Monate alten CLN1-KO-Tiere und der Wildtypen.

Im Alter von **4 Monaten** unterschieden sich die ERG-Kurvenverläufe der PPT1-defizitären Tiere von denen der Kontrolltiere (Abb. 18). Die Amplituden der Knockout-Tiere lagen signifikant unterhalb derer der Wildtypen bei allen Intensitäten der skotopischen B-Welle, der A-Welle, den Oszillatorischen Potentialen sowie den Zapfenantworten (Abb. 19, 20, Tab. 11, 12, 13). Bei der C-Welle konnten keine statistischen Signifikanzen festgestellt werden (20). Es lässt sich eine deutlichere Verminderung der B-Welle (Abb. 19) im Vergleich zur A-Welle (Abb. 20) beobachten (verminderter b/a-Quotient), welches in einem ansatzweise elektronegativen ERG mündet.

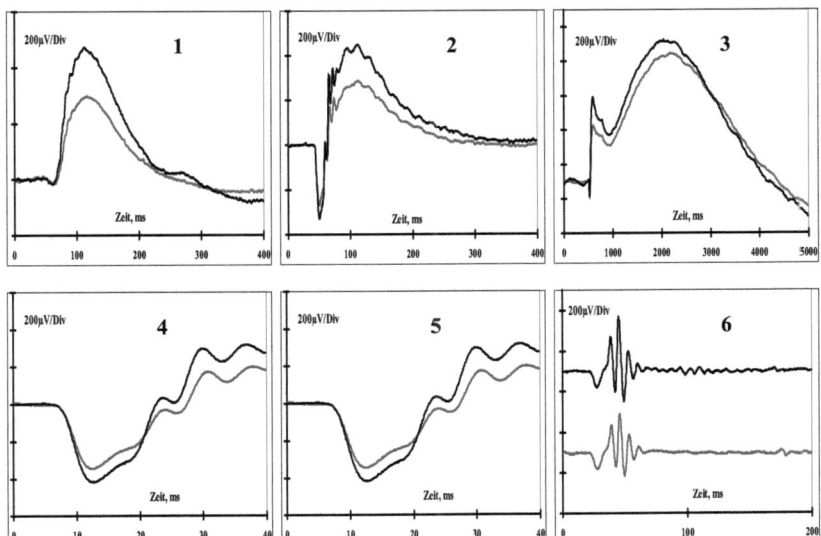

Abb. 18: Hinsichtlich des Nullpunkts normierte, gemittelte Kurven, des skotopischen ERG bei 10 mcds/m² (1) und 3000 mcds/m² (2), der C-Welle bei 252 cd/m² (3) , der A-Welle bei 30 cds/m² (4) sowie des photopischen ERG bei 25 cds/m² (5) und Oszillatorische Potentiale bei 2,5 cds/m² (6). Linie: CLN1, Alter: 4 Monate (rote Kurve = KO, schwarze Kurve = WT).

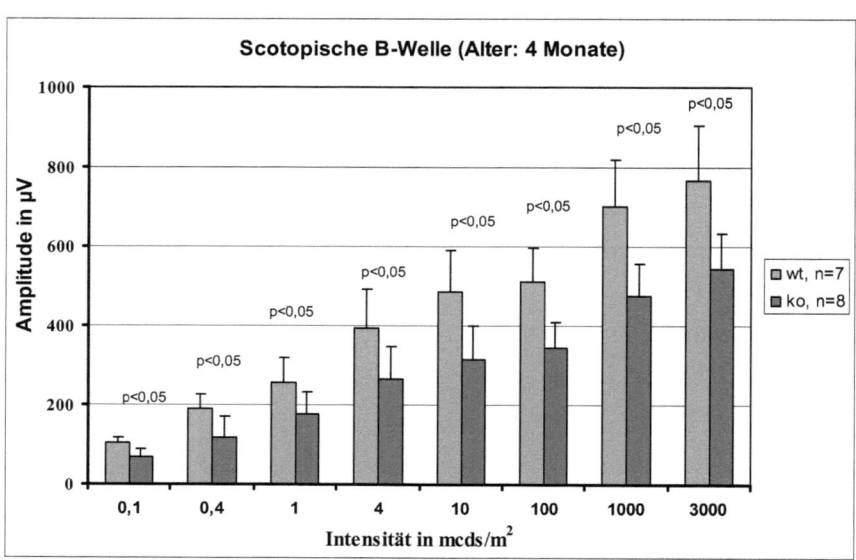

Abb. 19: Säulendiagramm der gemittelten Amplituden der skotopischen B-Welle der 4 Monate alten CLN1-KO-Tiere und der Wildtypen (WT); die Marker entsprechen den Standardabweichungen.

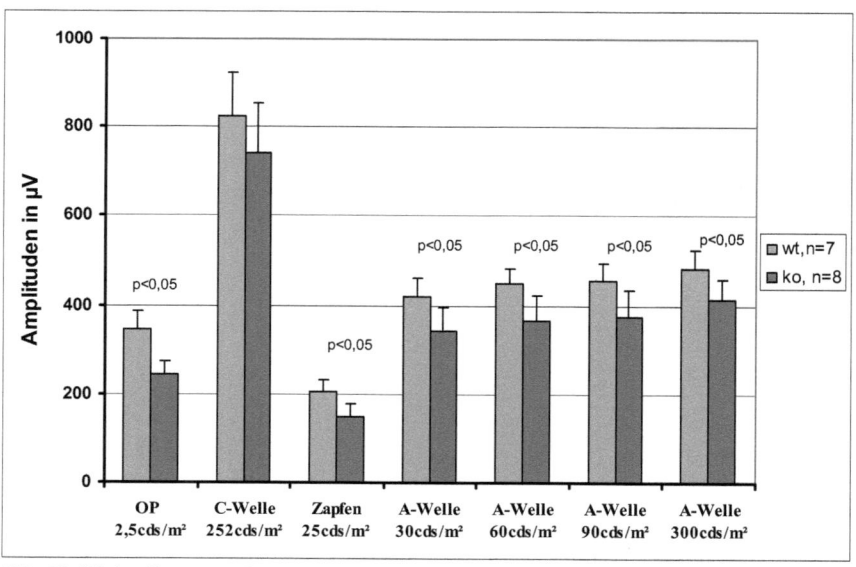

Abb. 20: Säulendiagramm der gemittelten Amplituden der OP, C-Welle, der Zapfenantworten und der skotopischen A-Welle der 4 Monate alten CLN1-KO-Tiere und der Wildtypen (WT); die Marker entsprechen den Standardabweichungen.

Intensität in mcds/m²	Amplitude skotop. B-Welle PPT1-KO	Amplitude skotop. B-Welle PPT1-WT	p-Wert
0,1	69 ± 18 µV	104 ± 20 µV	0,005
0,4	118 ± 28 µV	189 ± 51 µV	0,01
1	177 ± 30 µV	256 ± 56 µV	0,01
4	266 ± 63 µV	393 ± 81 µV	0,02
10	314 ± 66 µV	485 ± 85 µV	0,03
100	344 ± 63 µV	511 ± 67 µV	0,004
1000	475 ± 88 µV	702 ± 84 µV	0,01
3000	544 ± 91 µV	767 ± 90 µV	0,003

Tab. 11: Amplituden und p-Werte der skotopischen B-Welle der 4 Monate alten CLN1-KO-Tiere und der Wildtypen.

Intensität in cds/m²	Amplitude skotop. A-Welle PPT1-KO	Amplitude skotop. A-Welle PPT1-WT	p-Wert
30	342 ± 53 µV	421 ± 39 µV	0,015
60	365 ± 58 µV	449 ± 33 µV	0,008
90	375 ± 59 µV	457 ± 37 µV	0,01
300	413 ± 46 µV	482 ± 42 µV	0,015

Tab. 12: Amplituden und p-Werte der skotopischen A-Welle der 4 Monate alten CLN1-KO-Tiere und der Wildtypen.

OP PPT1-KO	OP PPT1-WT	p-Wert	Zapfenantworten der PPT1-KO	Zapfenantworten der PPT1-WT	p-Wert
163 ± 59 µV	346 ± 42 µV	0,002	149 ± 29 µV	206 ± 25 µV	0,008

Tab. 13: Amplituden und p-Werte der Oszillatorischen Potentiale und der Zapfenantworten der 4 Monate alten CLN1-KO-Tiere und der Wildtypen.

Die ERG-Kurven der **6 Monate** alten KO-Tiere unterscheiden sich sichtbar von denen der Wildtypen (Abb. 21). Die Amplituden der PPT1-defizitären Mäuse lagen signifikant unterhalb derer der Kontrolltiere bei der skotopischen B-Welle, der A-Welle, den Oszillatorischen Potentialen, der C-Welle und den ZapfenPotentialen (Abb. 22, 23, Tab. 14-17). Auch im Alter von 6 Monaten ist eine deutlichere Verminderung der B-Welle (Abb. 22) im Vergleich zur A-Welle (Abb. 23) festzustellen.

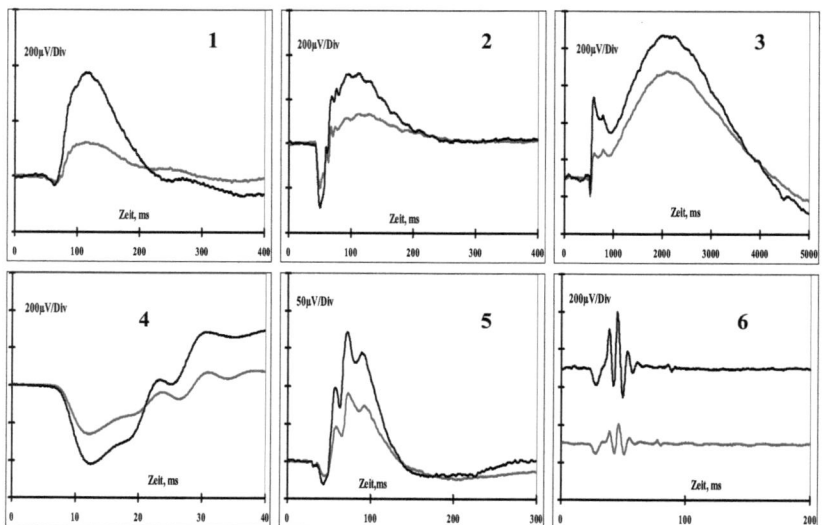

Abb. 21: Hinsichtlich des Nullpunkts normierte, gemittelte Kurven, des skotopischen ERG bei 10 mcds/m² (1) und 3000 mcds/m² (2), der C-Welle bei 252 cd/m² (3), der A-Welle bei 30 cds/m² (4) sowie des photopischen ERG bei 25 cds/m² (5) und Oszillatorische Potentiale bei 2,5 cds/m² (6). Linie: CLN1, Alter: 6 Monate (rote Kurve = KO, schwarze Kurve = WT).

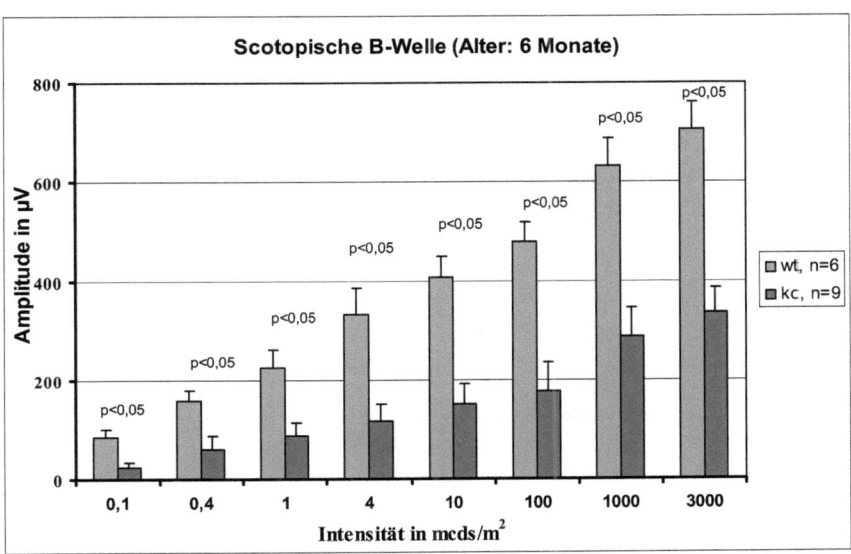

Abb. 22: Säulendiagramm der gemittelten Amplituden der skotopischen B-Welle der 6 Monate alten CLN1-KO-Tiere und der Wildtypen (WT); die Marker entsprechen den Standardabweichungen.

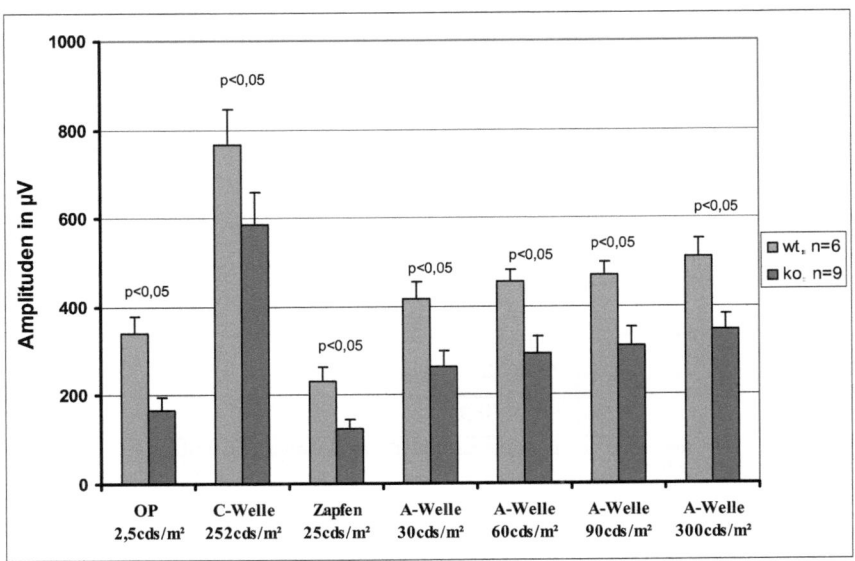

Abb. 23: Säulendiagramm der gemittelten Amplituden der OP, C-Welle, der Zapfenantworten und der skotopischen A-Welle der 6 Monate alten CLN1-KO-Tiere und der Wildtypen (WT); die Marker entsprechen den Standardabweichungen.

Intensität in mcds/m²	Amplitude skotop. B-Welle PPT1-KO	Amplitude skotop. B-Welle PPT1-WT	p-Wert
0,1	24 ± 9 µV	85 ± 14 µV	0,001
0,4	60 ± 28 µV	158 ± 21 µV	0,001
1	87 ± 27 µV	225 ± 37 µV	0,001
4	116 ± 33 µV	334 ± 52 µV	0,001
10	151 ± 41 µV	408 ± 42 µV	0,001
100	176 ± 60 µV	480 ± 38 µV	0,001
1000	290 ± 58 µV	632 ± 55 µV	0,002
3000	338 ± 50 µV	705 ± 56 µV	0,001

Tab. 14: Amplituden und p-Werte der skotopischen B-Welle der 6 Monate alten CLN1-KO-Tiere und der Wildtypen.

Intensität in cds/m²	Amplitude skotop. A-Welle PPT1-KO	Amplitude skotop. A-Welle PPT1-WT	p-Wert
30	262 ± 37 µV	418 ± 38 µV	0,001
60	292 ± 38 µV	456 ± 27 µV	0,001
90	310 ± 42 µV	470 ± 32 µV	0,001
300	447 ± 36 µV	513 ± 40 µV	0,002

Tab. 15: Amplituden und p-Werte der skotopischen A-Welle der 6 Monate alten CLN1-KO-Tiere und der Wildtypen.

OP CLN1-KO	OP CLN1-WT	p-Wert	Zapfenantworten der PPT1-KO	Zapfenantworten der PPT1-WT	p-Wert
166 ± 30 µV	342 ± 38 µV	0,001	124 ± 20 µV	231 ± 32 µV	0,002

Tab. 16: Amplituden und p-Werte der Oszillatorischen Potentiale und der Zapfenantworten der 6 Monate alten CLN1-KO-Tiere und der Wildtypen.

Intensität in cds/m²	Amplitude C-Welle PPT1-KO	Amplitude C-Welle PPT1-WT	p-Wert
252	587 ± 73 µV	767 ± 80 µV	0,001

Tab. 17: Amplituden und p-Werte der C-Welle der 6 Monate alten CLN1- KO-Tiere und der Wildtypen.

Bei den **8 Monate** alten Versuchstieren zeigten sich die ERG-Kurven der CLN1-Tiere weiterhin deutlich verschieden von denen der Kontrolltiere (Abb. 24). Die signifikant reduzierten Amplituden der Knockout-Tiere verkleinerten sich weiterhin bei allen Intensitäten der A- und B-Welle, bei den Oszillatorischen Potentialen, der C-Welle und den Zapfenantworten (Abb. 25, 26, Tab. 18-21). Es zeigt sich weiterhin eine stärkere Verminderung der B-Welle (Abb. 25) im Vergleich zur A-Welle (Abb. 26).

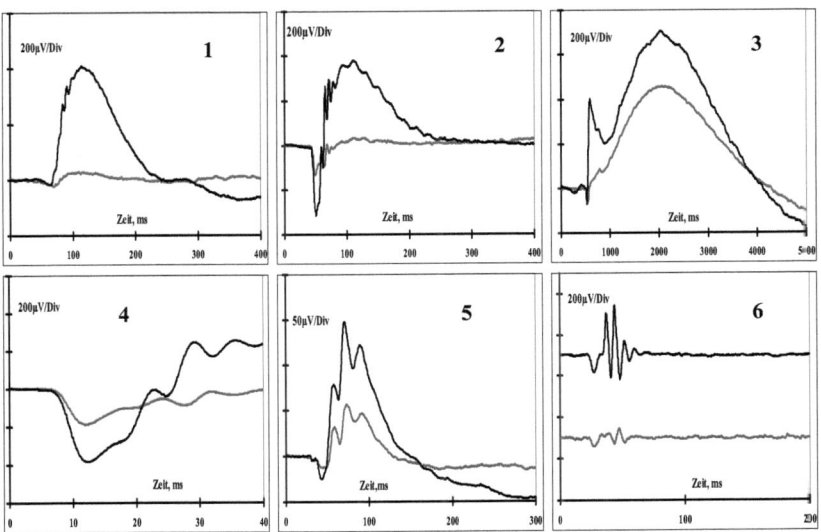

Abb. 24: Hinsichtlich des Nullpunkts normierte, gemittelte Kurven des skotopischen ERG bei 10 mcds/m² (1) und 3000 mcds/m² (2), der C-Welle bei 252 cd/m² (3), der A-Welle bei 30 mds/m² (4) sowie des photopischen ERG bei 25 cds/m² (5) und Oszillatorische Potentiale bei 2,5 cds/m² (6). Linie: CLN1, Alter: 8 Monate (rote Kurve = KO, schwarze Kurve = WT).

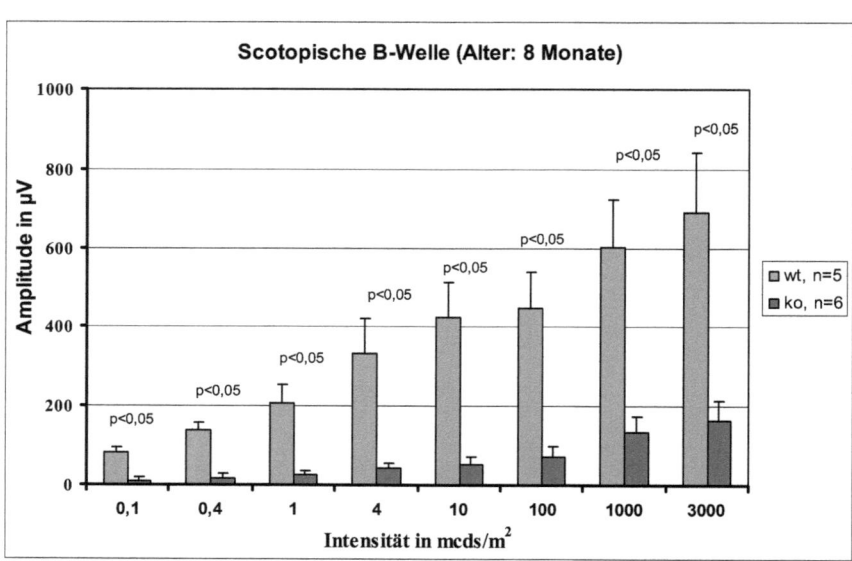

Abb. 25: Säulendiagramm der gemittelten Amplituden der skotopischen B-Welle der 8 Monate alten CLN1-KO-Tiere und der Wildtypen (WT); die Marker entsprechen den Standardabweichungen.

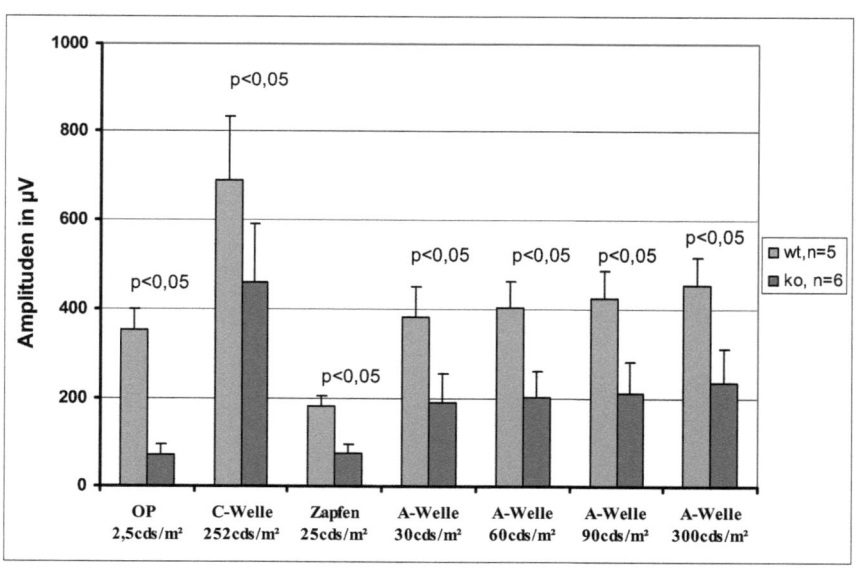

Abb. 26: Säulendiagramm der gemittelten Amplituden der OP, der C-Welle, der Zapfenantworten und der skotopischen A-Welle der 8 Monate alten CLN1-KO-Tiere und der Wildtypen (WT); die Marker entsprechen den Standardabweichungen.

Intensität in mcds/m²	Amplitude skotop. B-Welle PPT1-KO	Amplitude skotop. B-Welle PPT1-WT	p-Wert
0,1	10 ± 10 µV	83 ± 13 µV	0,01
0,4	18 ± 0 µV	137 ± 20 µV	0,006
1	26 ± 10 µV	208 ± 46 µV	0,006
4	44 ± 12 µV	333 ± 89 µV	0,006
10	53 ± 18 µV	423 ± 90 µV	0,006
100	73 ± 26 µV	447 ± 92 µV	0,006
1000	134 ± 41 µV	602 ± 122 µV	0,006
3000	153 ± 50 µV	690 ± 164 µV	0,006

Tab. 18: Amplituden und p-Werte der skotopischen B-Welle der 8 Monate alten CLN1-KO-Tiere und der Wildtypen.

Intensität in cds/m²	Amplitude skotop. A-Welle PPT1-KO	Amplitude skotop. A-Welle PPT1-WT	p-Wert
30	190 ± 64 µV	383 ± 67 µV	0,01
60	201 ± 60 µV	403 ± 60 µV	0,006
90	210 ± 72 µV	424 ± 63 µV	0,006
300	236 ± 77 µV	454 ± 63 µV	0,006

Tab. 19: Amplituden und p-Werte der skotopischen A-Welle der 8 Monate alten CLN1-KO-Tiere und der Wildtypen.

OP PPT1-KO	OP PPT1-WT	p-Wert	Zapfenantworten der PPT1-KO	Zapfenantworten der PPT1-WT	p-Wert
71 ± 24 µV	354 ± 47 µV	0,001	74 ± 20 µV	181 ± 25 µV	0,013

Tab. 20: Amplituden und p-Werte der Oszillatorischen Potentiale und der Zapfenantworten der 8 Monate alten CLN1-KO-Tiere und der Wildtypen.

Intensität in cds/m²	Amplitude C-Welle PPT1-KO	Amplitude C-Welle PPT1-WT	p-Wert
252	459 ± 131 µV	689 ± 146 µV	0,002

Tab. 21: Amplituden und p-Werte der C-Welle der 8 Monate alten CLN1-KO-Tiere und der Wildtypen.

Die Tiere verstarben beginnend im Alter von 6-7 Monaten; sie wiesen vermehrte Lähmungen auf. Im Alter von 8 Monaten fanden die letzten Messungen statt, im Anschluss wurden die Tiere getötet. Es bestand kein Unterschied in der Krankheitsmanifestation zwischen männlichen und weiblichen Tieren.

3.2 Ergebnisse der Pupillometrie bei C57BLK PPT1 (CLN1)

Um Veränderungen des Pupillenlichtreflexes der CLN1-knockout-Tiere zu beschreiben, untersuchten wir 2, 4,5 und 6-7 Monate alte Knockout-Tiere sowie altersentsprechende Wildtypen. Bei allen untersuchten Altersgruppen konnten keine statistisch signifikanten Unterschiede im Pupillenlichtreflex zwischen KO-Tieren und Wildtypen festgestellt werden (Abb. 27-29).

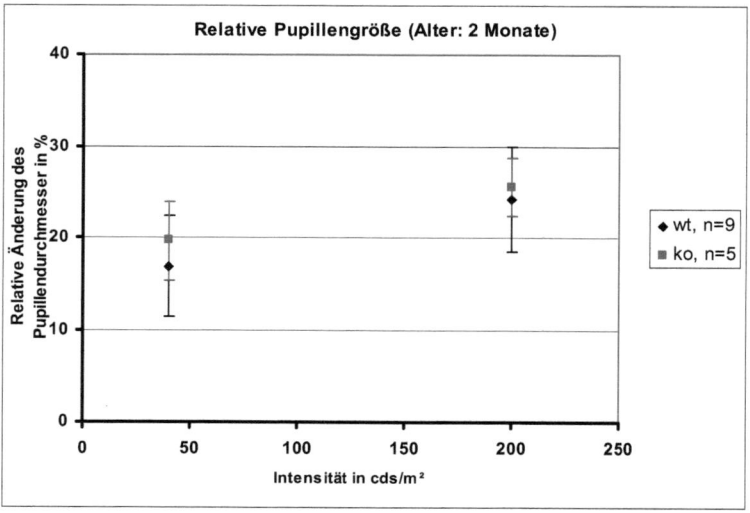

Abb. 27: Relative Pupillengröße der CLN1-KO-Tiere sowie der Wildtypen (WT) im Alter von 2 Monaten; die Marker entsprechen den Standardabweichungen.

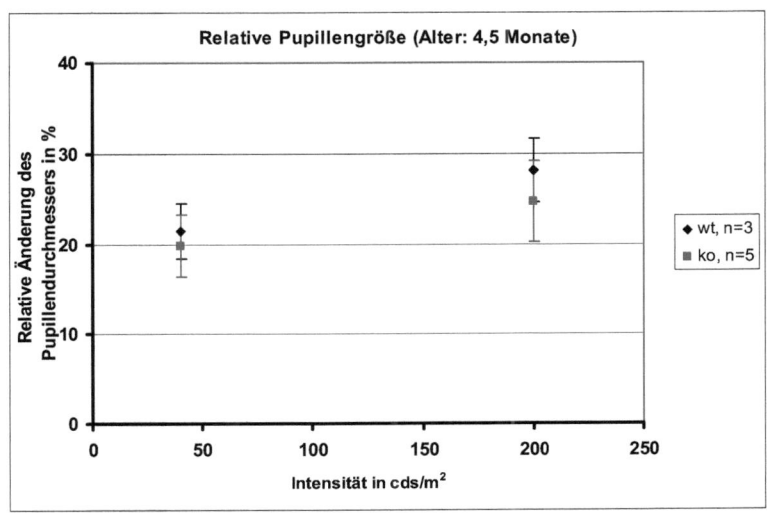

Abb. 28: Relative Pupillengröße der CLN1-KO-Tiere sowie der Wildtypen (WT) im Alter von 4,5 Monaten; die Marker entsprechen den Standardabweichungen.

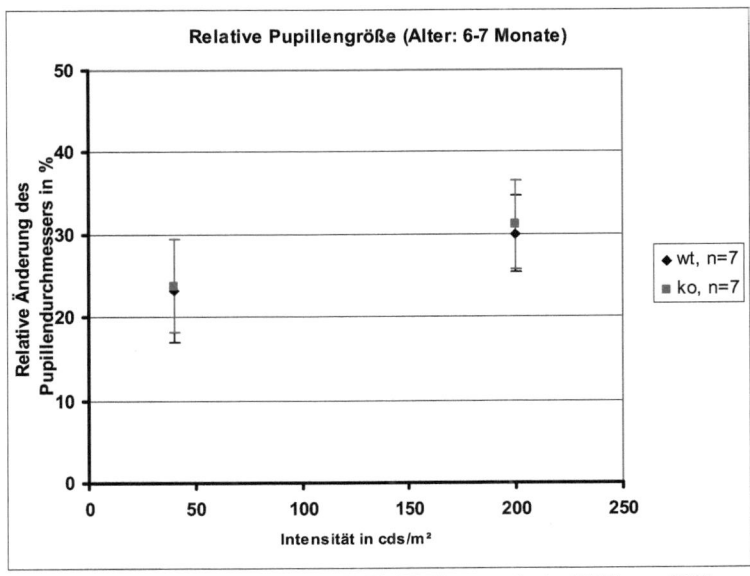

Abb. 29: Relative Pupillengröße der CLN1-KO-Tiere sowie der Wildtypen (WT) im Alter von 6-7 Monaten; die Marker entsprechen den Standardabweichungen.

3.3 Ergebnisse der Fundusfotografie und Fluoreszenzangiografie bei C57BLK PPT1 (CLN1)

Im Fundusbild der PPT1-KO-Tiere ist im Vergleich zum Wildtyp eine deutliche Vergröberung bzw. Atrophie des Pigmentepithels zu erkennen (Abb. 30, 31). Ebenso ist sowohl im Fundusfoto als auch insbesondere in der Fluoreszenzangiografie der PPT1-defizitären Mäuse eine retinale Gefäßrarefizierung im Vergleich zum Wildtyp auffällig (Abb. 32, 33).

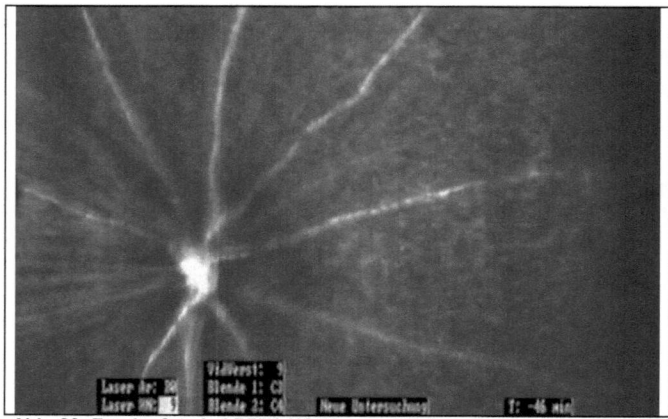
Abb. 30: Fundusfoto bei PPT1-KO-Maus mit 7 Monaten.

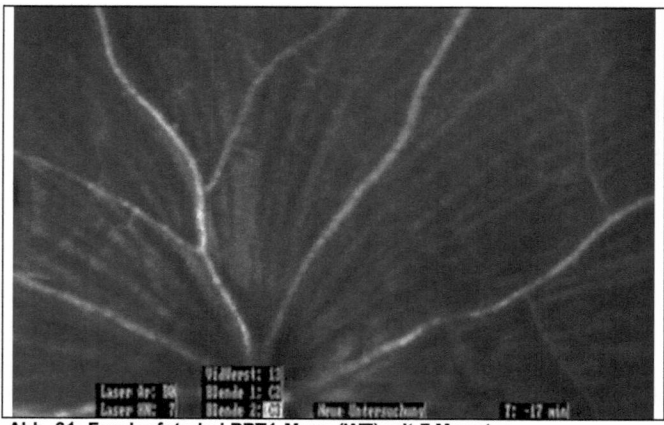
Abb. 31: Fundusfoto bei PPT1-Maus (WT) mit 7 Monaten.

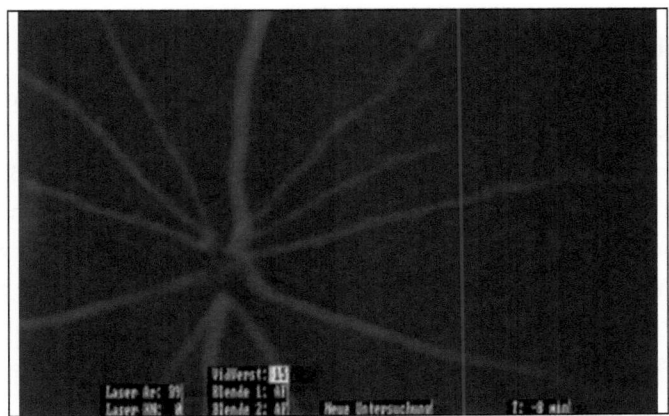
Abb. 32: Fluoreszenzangiografie bei PPT1-KO-Maus mit 7 Monaten.

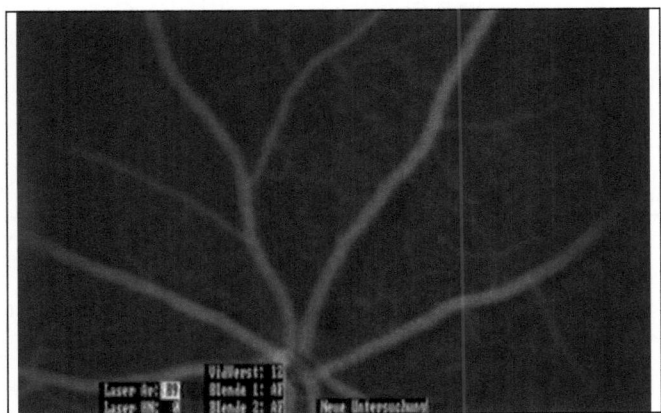
Abb. 33: Fluoreszenzangiografie bei PPT1-Maus (WT) mit 7 Monaten.

3.4 Ergebnisse der Elektroretinographie bei CLN3

Um herauszufinden, ob das Mausmodell für JNCL progrediente retinale Funktionsstörungen aufweist, wurden CLN3$^{\Delta ex7/8}$-knock-in(KI)-Mäuse und normale Kontrolltiere mittels ERG im Alter von 1 Monaten, 5, 9, 12 und 16 Monaten untersucht. Die ERG-Kurvenformen bei den 1 Monate alten Tieren waren in beiden Gruppen weitgehend vergleichbar (Abb. 34). Die Knock-in-Tiere zeigten verglichen mit dem Wildtyp im Alter von **1 Monat** signifikant niedrigere Amplituden bei der A-Welle und bei der C-Welle (Abb. 36, Tab. 22, 23); die übrigen Potentiale wiesen keine statistischen Signifikanzen auf (Abb. 35, 36).

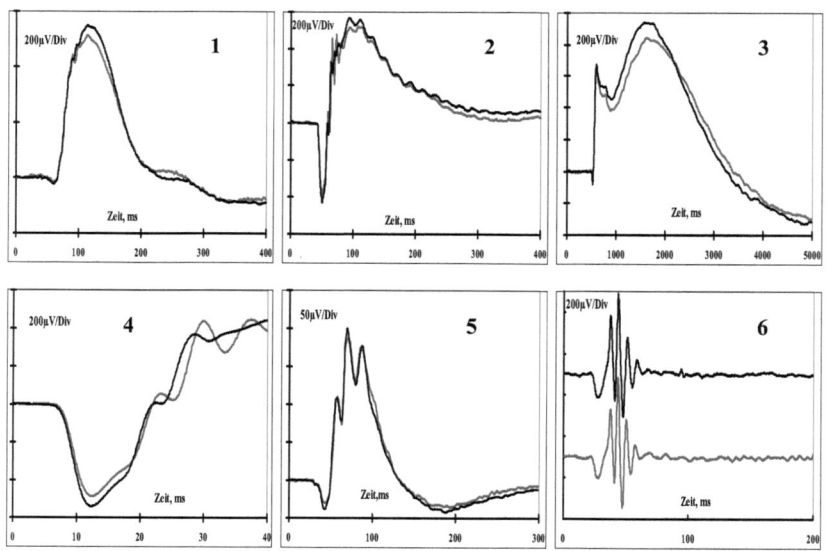

Abb. 34: Hinsichtlich des Nullpunkts normierte, gemittelte Kurven, des skotopischen ERG bei 10 mcds/m² (1) und 3000 mcds/m² (2), der C-Welle bei 252 cd/m² (3), der A-Welle bei 30 cds/m² (4) sowie des photopischen ERG bei 25 cds/m² (5) und Oszillatorische Potentiale bei 2,5 cds/m² (6). Linie: CLN3, Alter: 1 Monat (rote Kurve = KO, schwarze Kurve = WT).

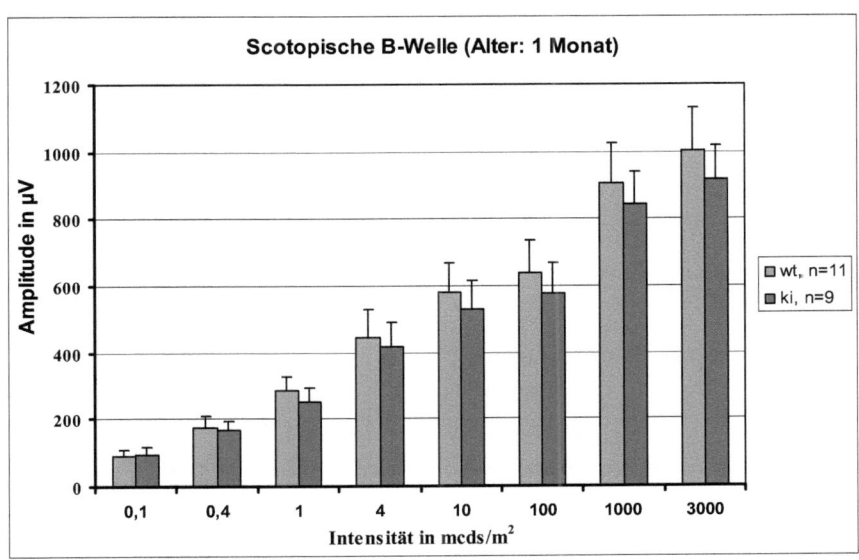

Abb. 35: Säulendiagramm der gemittelten Amplituden der skotopischen B-Welle der 1 Monat alten CLN3$^{\Delta ex7/8}$-KI-Tiere und der Wildtypen (WT); die Marker entsprechen den Standardabweichungen.

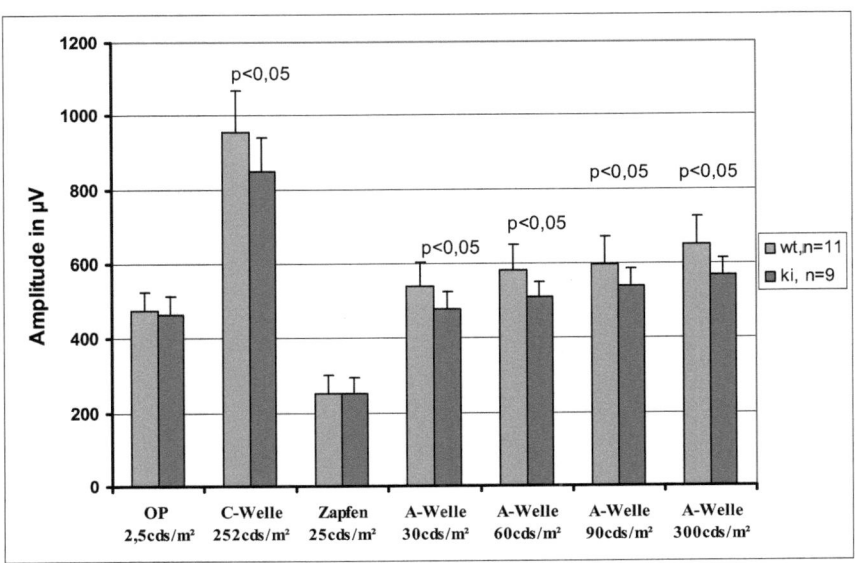

Abb. 36: Säulendiagramm der gemittelten Amplituden der OP, C-Welle, der Zapfenantworten und der A-Welle der 1 Monat alten CLN3$^{\Delta ex7/8}$-KI-Tiere und der Wildtypen (WT); die Marker entsprechen den Standardabweichungen.

Intensität in cds/m²	Amplitude skotop. A-Welle CLN3$^{\Delta ex7/8}$-KI	Amplitude skotop. A-Welle CLN3-WT	p-Wert
30	481 ± 44 µV	539 ± 66 µV	0,01
60	512 ± 37 µV	581 ± 70 µV	0,02
90	540 ± 46 µV	597 ± 75 µV	0,01
300	570 ± 46 µV	650 ± 75 µV	0,02

Tab. 22: Amplituden und p-Werte der skotopischen A-Welle der 1 Monat alten CLN3$^{\Delta ex7/8}$-KI-Tiere und der Wildtypen.

Intensität in cds/m²	Amplitude C-Welle CLN3$^{\Delta ex7/8}$-KI	Amplitude C-Welle CLN3-WT	p-Wert
252	847 ± 92 µV	955 ± 115 µV	0,02

Tab. 23: Amplituden und p-Werte der C-Welle der 1 Monat alten CLN3$^{\Delta ex7/8}$-KI-Tiere und der Wildtypen.

Auch die ERG-Kurvenformen der **5 Monate** alten Tiere waren in beiden Gruppen ebenfalls weitgehend vergleichbar (Abb. 37). Signifikant reduzierte Amplituden fanden sich bei den Oszillatorischen Potentialen der KI-Tiere verglichen mit den Kontrolltieren (Abb. 39, Tab. 24). Die weiteren abgeleiteten Potentiale wiesen keine statistisch signifikanten Unterschiede in den Antworten auf (Abb. 38, 39).

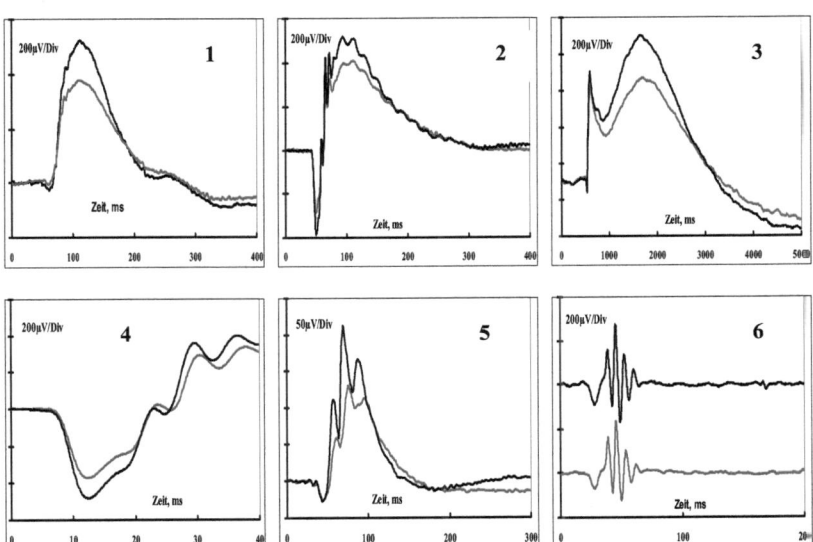

Abb. 37: Hinsichtlich des Nullpunkts normierte, gemittelte Kurven, des skotopischen ERG bei 10 mcds/m² (1) und 3000 mcds/m² (2), der C-Welle bei 252 cd/m² (3), der A-Welle bei 30 cds/m² (4) sowie des photopischen ERG bei 25 cds/m² (5) und Oszillatorische Potentiale bei 2,5 cds/m² (6). Linie: CLN3, Alter: 5 Monate (rote Kurve = KI, schwarze Kurve = WT).

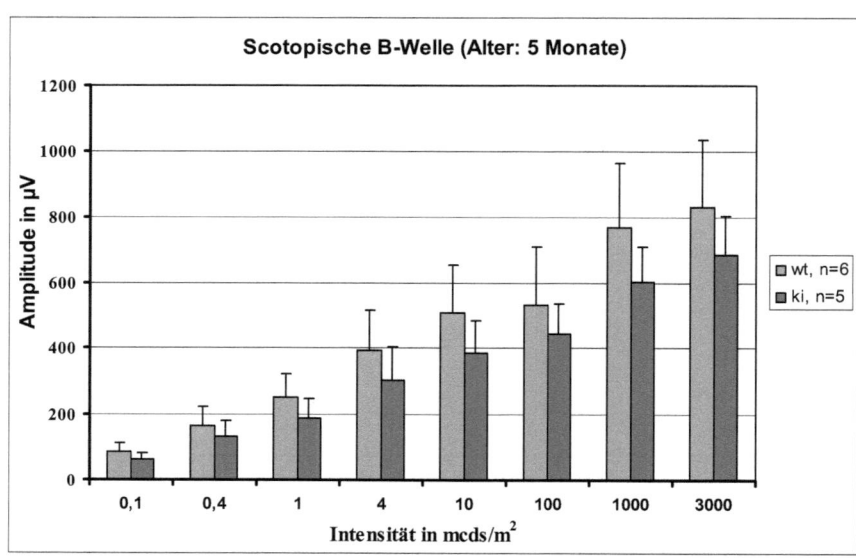

Abb. 38: Säulendiagramm der gemittelten Amplituden der skotopischen B-Welle der 5 Monate alten CLN3$^{\Delta ex7/8}$-KI-Tiere und der Wildtypen (WT); die Marker entsprechen den Standardabweichungen.

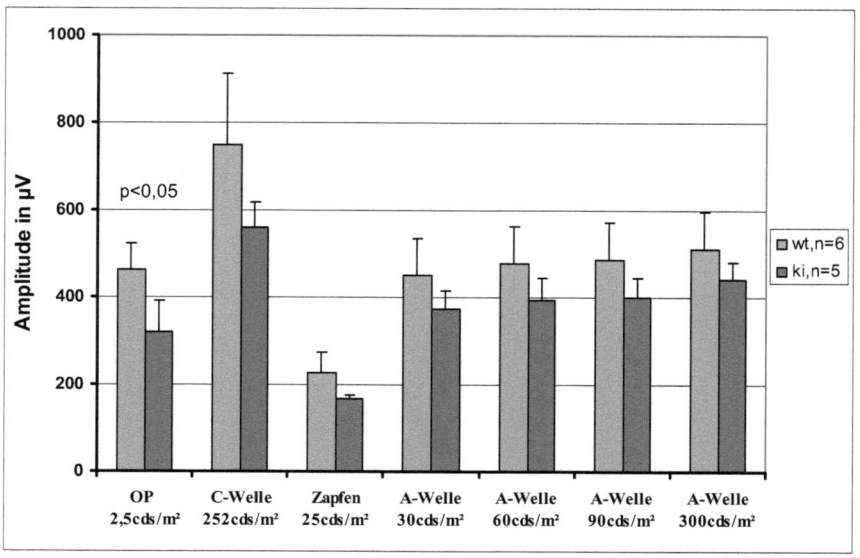

Abb. 39: Säulendiagramm der gemittelten Amplituden der OP, C-Welle, der Zapfenantworten und der skotopischen A-Welle der 5 Monate alten CLN3$^{\Delta ex7/8}$-KI-Tiere und der Wildtypen (WT); die Marker entsprechen den Standardabweichungen.

OP CLN3$^{\Delta ex7/8}$-KI	OP CLN3-WT	p-Wert
320 ± 73 µV	464 ± 59 µV	0,02

Tab. 24: Amplituden und p-Werte der Oszillatorischen Potentiale der 5 Monate alten CLN3$^{\Delta ex7/8}$-KI-Tiere und der Wildtypen.

Die ERG-Kurvenformen der **9 Monate** alten KI-Tiere unterschieden sich deutlich von denen der Wildtypen (Abb. 40). Signifikant niedrigere Amplituden wiesen die Knock-in-Tiere in den Oszillatorischen Potentialen, den Zapfenantworten und bei der C-Welle auf (Abb. 42, Tab. 25, 26). Die übrigen abgeleiteten Potentiale zeigten keine signifikanten Unterschiede zwischen den beiden Gruppen (Abb. 41, 42).

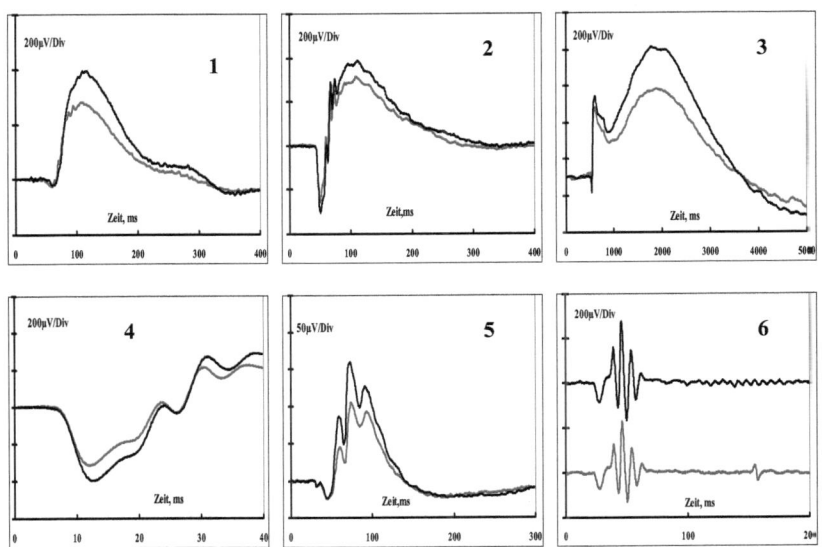

Abb. 40: Hinsichtlich des Nullpunkts normierte, gemittelte Kurven, des skotopischen ERG bei 10 mcds/m² (1) und 3000 mcds/m² (2), der C-Welle bei 252 cd/m² (3), der A-Welle bei 30 cds/m² (4) sowie des photopischen ERG bei 25 cds/m² (5) und Oszillatorische Potentiale bei 2,5 cds/m² (6). Linie: CLN3, Alter: 9 Monate (rote Kurve = KI, schwarze Kurve = KO).

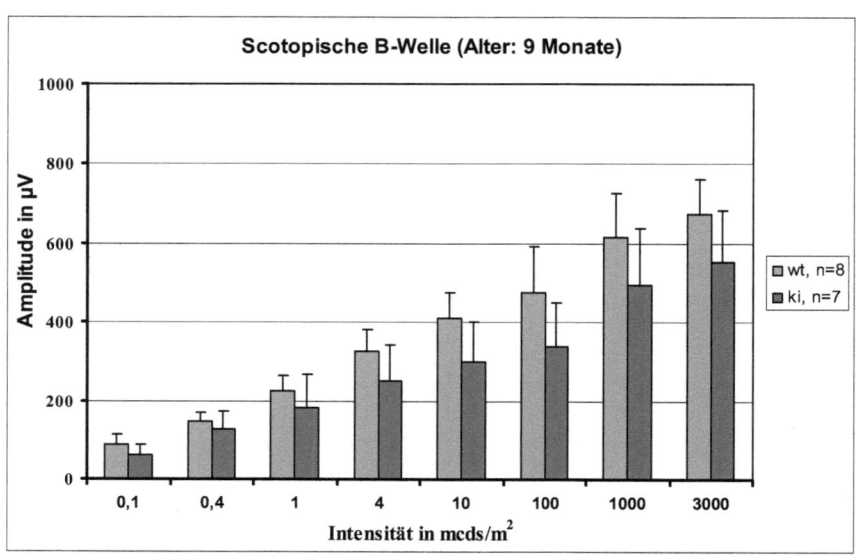

Abb. 41: Säulendiagramm der gemittelten Amplituden der skotopischen B-Welle der 9 Monate alten CLN3$^{\Delta ex7/8}$-KI-Tiere und der Wildtypen (WT); die Marker entsprechen den Standardabweichungen.

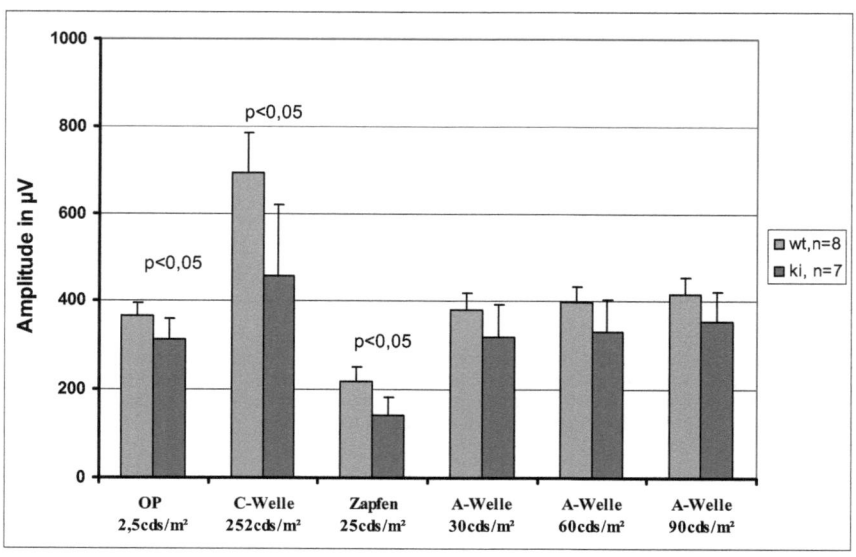

Abb. 42: Säulendiagramm der gemittelten Amplituden der OP, C-Welle, der Zapfenantworten und der skotopischen A-Welle der 9 Monate alten CLN3$^{\Delta ex7/8}$-KI-Tiere und der Wildtypen (WT); die Marker entsprechen den Standardabweichungen.

OP CLN3$^{\Delta ex7/8}$-KI	OP CLN3-WT	p-Wert	Zapfenantworten der CLN3$^{\Delta ex7/8}$-KI	Zapfenantworten der CLN3-WT	p-Wert
312 ± 50 µV	367 ± 29 µV	0,031	142 ± 40 µV	219 ± 31 µV	0,008

Tab. 25: Amplituden und p-Werte der Oszillatorischen Potentiale und der Zapfenantworten der 9 Monate alten CLN3$^{\Delta ex7/8}$-KI-Tiere und der Wildtypen.

Intensität in cds/m²	Amplitude C-Welle CLN3-KI	Amplitude C-Welle CLN3-WT	p-Wert
252	456 ± 163 µV	692 ± 92 µV	0,008

Tab. 26: Amplituden und p-Werte der C-Welle der 9 Monate alten CLN3$^{\Delta ex7/8}$-KI-Tiere und der Wildtypen.

Die ERG-Kurven der **12 Monate** alten Knock-in-Mäuse unterscheiden sich teils deutlich von denen der Wildtypen, insbesondere die B-Welle und die Oszillatorischen Potentiale (Abb. 43).

Die Knock-in-Mäuse weisen verglichen mit den Kontrolltieren signifikant niedrigere Amplituden sowohl der skotopischen B-Welle als auch der Oszillatorischen Potentiale auf (Abb. 44, 45, Tab. 27, 28). Die übrigen abgeleiteten Potentiale zeigten keine statistisch signifikanten Amplitudenunterschiede zwischen den untersuchten Gruppen (Abb. 44, 45).

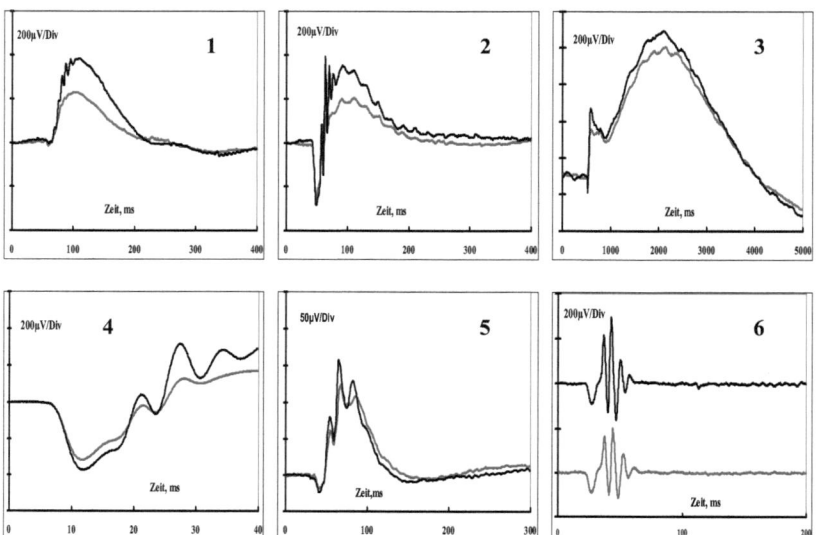

Abb. 43: Hinsichtlich des Nullpunkts normierte, gemittelte Kurven, des skotopischen ERG bei 10 mcds/m² (1) und 3000 mcds/m² (2), der C-Welle bei 252 cd/m² (3), der A-Welle bei 30 cds/m² (4) sowie des photopischen ERG bei 25 cds/m² (5) und Oszillatorische Potentiale bei 2,5 cds/m² (6). Linie: CLN3, Alter: 12 Monate (rote Kurve = KI, schwarze Kurve = WT).

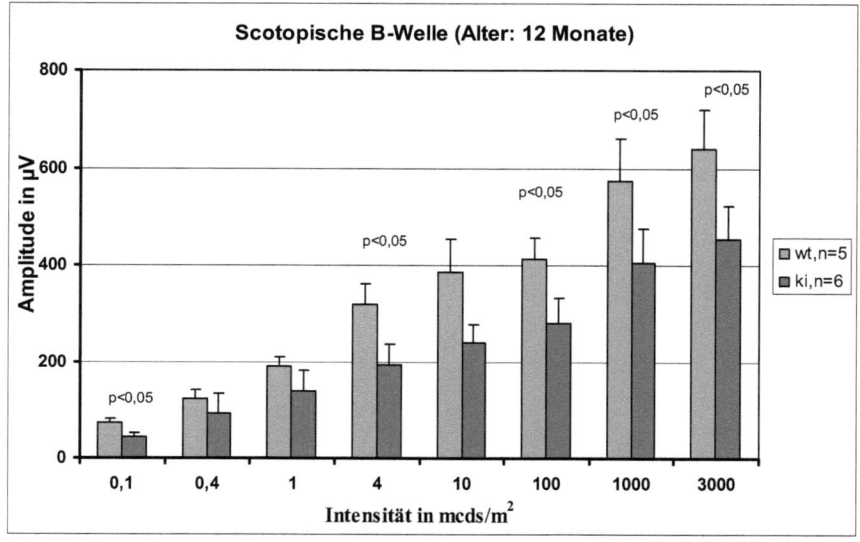

Abb. 44: Säulendiagramm der gemittelten Amplituden der skotopischen B-Welle der 12 Monate alten CLN3$^{\Delta ex7/8}$-KI-Tiere und der Wildtypen (WT); die Marker entsprechen den Standardabweichungen.

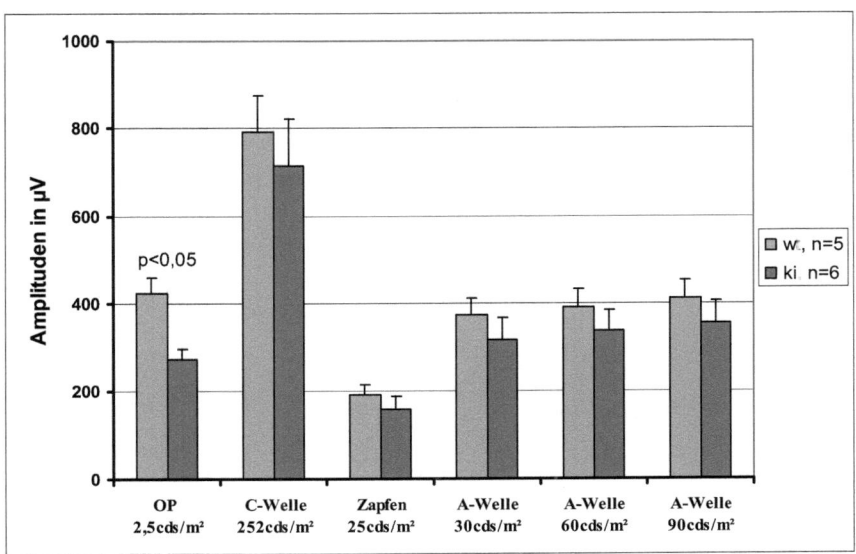

Abb. 45: Säulendiagramm der gemittelten Amplituden der OP, C-Welle, der Zapfenantworten und der skotopischen A-Welle der 12 Monate alten CLN3$^{\Delta ex7/8}$-KI-Tiere und der Wildtypen (WT); die Marker entsprechen den Standardabweichungen.

Intensität in mcds/m²	Amplitude skotop. B-Welle CLN3$^{\Delta ex7/8}$-KI	Amplitude skotop. B-Welle CLN3-WT	p-Wert
0,1	44 ± 9 µV	72 ± 8 µV	0,006
4	318 ± 44 µV	194 ± 43 µV	0,006
100	281 ± 51 µV	413 ± 43 µV	0,006
1000	406 ± 69 µV	574 ± 86 µV	0,01
3000	453 ± 70 µV	639 ± 81 µV	0,006

Tab. 27: Amplituden und p-Werte der skotopischen B-Welle der 12 Monate alten CLN3$^{\Delta ex7/8}$-KI-Tiere und der Wildtypen.

OP CLN3$^{\Delta ex7/8}$-KI	OP CLN3-WT	p-Wert
273 ± 24 µV	425 ± 36 µV	0,006

Tab. 28: Amplituden und p-Werte der Oszillatorischen Potentiale der 12 Monate alten CLN3$^{\Delta ex7/8}$-KI-Tiere und der Wildtypen.

Die ERG-Kurven der **16 Monate** alten Knock-in-Mäuse unterscheiden sich auch deutlich von denen der Wildtypen (Abb. 46). Die Amplituden der KI-Tiere lagen bei sämtlichen abgeleiteten Potentialen signifikant unterhalb derer der Kontrolltiere (Abb. 47, 48, Tab. 29-31). Auffällig ist eine deutlichere Verminderung der B-Welle im Vergleich zur A-Welle. Daraus resultiert ein verminderter b/a-Quotient und es zeigt sich ansatzweise ein elektronegatives ERG.

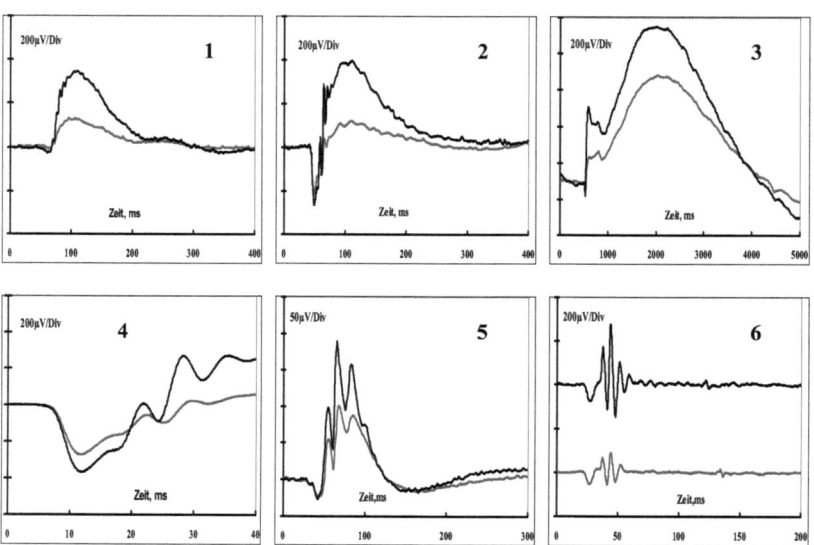

Abb. 46: Hinsichtlich des Nullpunkts normierte, gemittelte Kurven, des skotopischen ERG bei 10 mcds/m² (1) und 3000 mcds/m² (2), der C-Welle bei 252 cd/m² (3), der A-Welle bei 30 cds/m² (4) sowie des photopischen ERG bei 25 cds/m² (5) und Oszillatorische Potentiale bei 2,5 cds/m² (6). Linie: CLN3, Alter: 16 Monate (rote Kurve = KI, schwarze Kurve = WT).

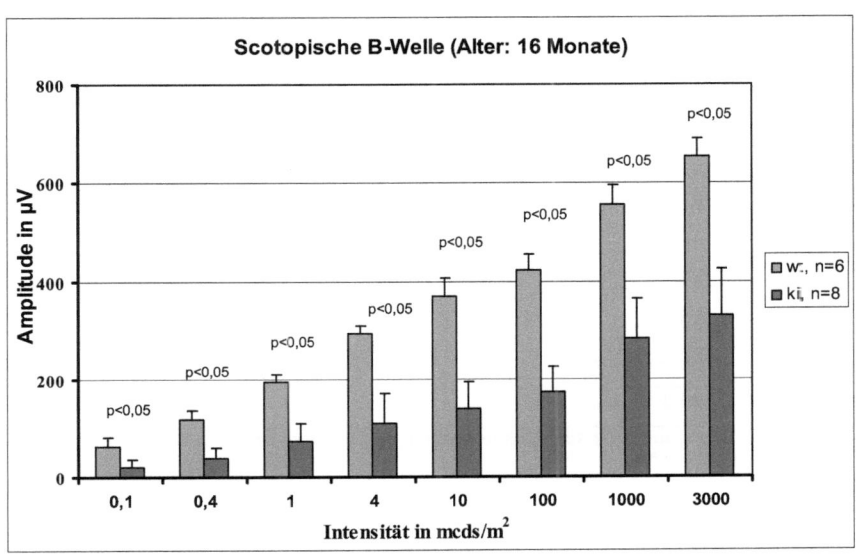

Abb. 47: Säulendiagramm der gemittelten Amplituden der skotopischen B-Welle der 16 Monate alten CLN3$^{\Delta ex7/8}$-KI-Tiere und der Wildtypen (WT); die Marker entsprechen den Standardabweichungen.

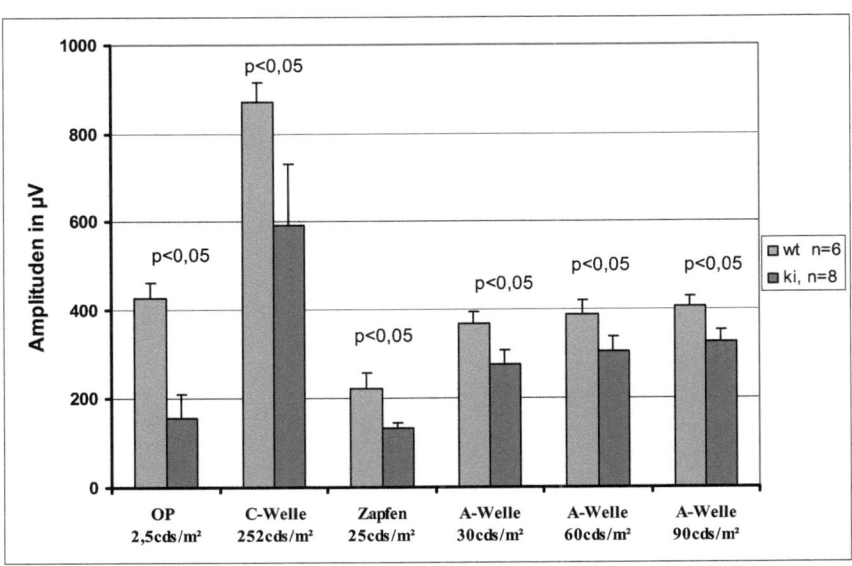

Abb. 48: Säulendiagramm der gemittelten Amplituden der OP, C-Welle, der Zapfenantworten und der skotopischen A-Welle der 16 Monate alten CLN3$^{\Delta ex7/8}$-KI-Tiere und der Wildtypen (WT); die Marker entsprechen den Standardabweichungen.

Intensität in mcds/m²	Amplitude skotop. B-Welle CLN3$^{\Delta ex7/8}$-KI	Amplitude skotop. B-Welle CLN3-WT	p-Wert
0,1	22 ± 15 µV	63 ± 19 µV	0,008
0,4	40 ± 19 µV	118 ± 18 µV	0,002
1	75 ± 36 µV	194 ± 17 µV	0,002
4	110 ± 62 µV	294 ± 17 µV	0,002
10	140 ± 54 µV	370 ± 37 µV	0,002
100	174 ± 54 µV	425 ± 32 µV	0,002
1000	285 ± 81 µV	556 ± 39 µV	0,004
3000	331 ± 96 µV	652 ± 37 µV	0,002

Tab. 29: Amplituden und p-Werte der skotopischen B-Welle der 16 Monate alten CLN3$^{\Delta ex7/8}$-KI-Tiere und der Wildtypen.

OP CLN3$^{\Delta ex7/8}$-KI	OP CLN3-WT	p-Wert	Zapfenantworten der CLN3$^{\Delta ex7/8}$-KI	Zapfenantworten der CLN3-WT	p-Wert
156 ± 54 µV	426 ± 36 µV	0,002	132 ± 14 µV	223 ± 35 µV	0,004

Tab. 30: Amplituden und p-Werte der Oszillatorischen Potentiale und der Zapfenantworten der 16 Monate alten CLN3$^{\Delta ex7/8}$-KI-Tiere und der Wildtypen.

Intensität in cds/m²	Amplitude C-Welle CLN3$^{\Delta ex7/8}$-KI	Amplitude C-Welle CLN3-WT	p-Wert
252	591 ± 139 µV	870 ± 46 µV	0,014

Tab. 31: Amplituden und p-Werte der C-Welle der 16 Monate alten CLN3$^{\Delta ex7/8}$-KI-Tiere und der Wildtypen.

3.5 Ergebnisse der Pupillometrie bei CLN3

Um Veränderungen des Pupillenlichtreflexes der CLN3$^{\Delta ex7/8}$-KI-Tiere zu beschreiben, untersuchten wir 9 und 16 Monate alte Knock-in-Tiere sowie altersentsprechende Wildtypen. Bei den 9 Monate alten untersuchten Tieren konnten keine statistisch signifikanten Unterschiede im Pupillenlichtreflex zwischen KI-Tieren und Wildtypen festgestellt werden (Abb. 49). Hingegen zeigte sich im Alter von 16 Monaten bei der höheren Intensität ein statistisch signifikanter Unterschied zwischen den beiden untersuchten Gruppen im Pupillenlichtreflex; bei der niederen Intensität konnte keine Signifikanz festgestellt werden (Abb. 49, 50). Im Alter von 16 Monaten verkleinerte sich der Pupillendurchmesser der Wildtypen um 31,1 % und 35,5 % in Reaktion auf die Lichtstimulation der Intensität 40 cds/m² bzw. 200 cds/m² (Abb. 50). Bei den 16 Monate alten CLN3$^{\Delta ex7/8}$-KI-Tieren hingegen verkleinerte sich der Pupillendurchmesser infolge Lichtstimulation der Intensität 40 cds/m² um 25,6 % sowie 30,5 % in Reaktion auf eine Lichtstimulation der Intensität 200 cds/m² (Abb. 50).

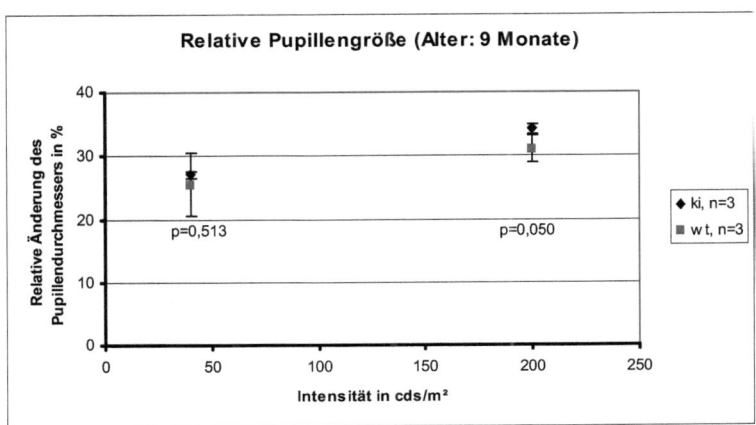

Abb. 49: Relative Pupillengröße der CLN3$^{\Delta ex7/8}$-KI-Tiere sowie der Wildtypen (WT) im Alter von 9 Monaten; die Marker entsprechen den Standardabweichungen.

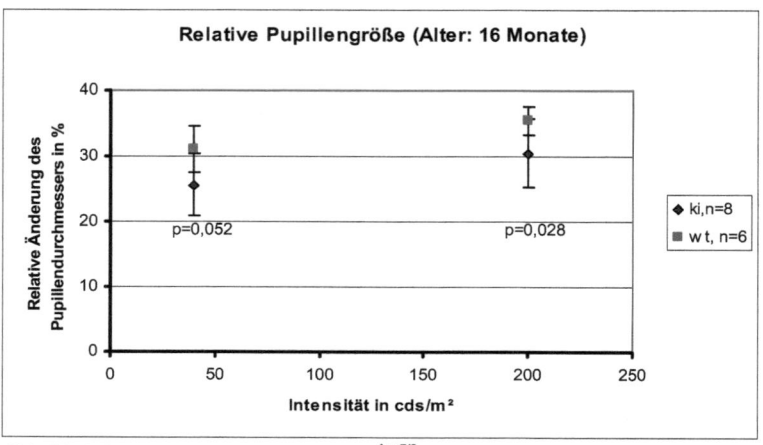

Abb. 50: Relative Pupillengröße der CLN3$^{\Delta ex7/8}$-KI-Tiere sowie der Wildtypen (WT) im Alter von 16 Monaten; die Marker entsprechen den Standardabweichungen.

3.6 Ergebnisse der Fundusfotografie und Fluoreszenzangiografie bei CLN3

Es fanden sich keine Unterschiede in der Fundusfotografie sowie Fluoreszenzangiografie bei den Netzhäuten der CLN3$^{\Delta ex7/8}$-KI-Tieren im Vergleich zum Wildtyp (Abb. 51-54).

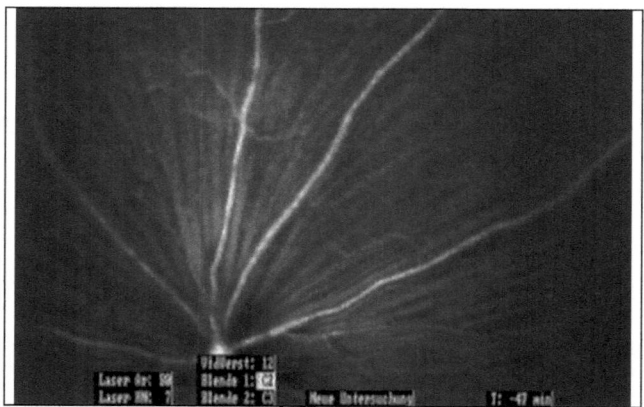

Abb. 51: Fundusfoto bei CLN3$^{\Delta ex7/8}$-KI-Maus im Alter von 7 Monaten.

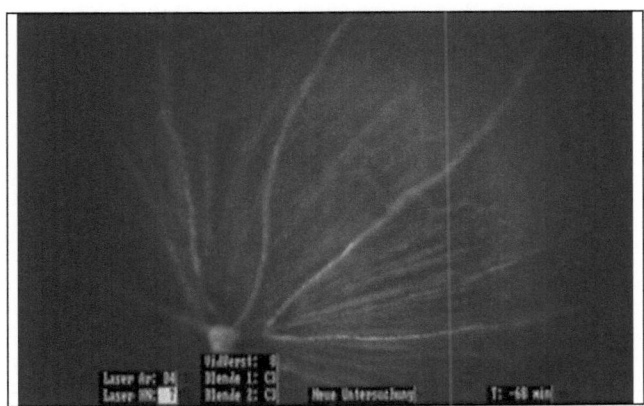
Abb. 52: Fundusfoto bei CLN3-Maus (WT) im Alter von 7 Monaten.

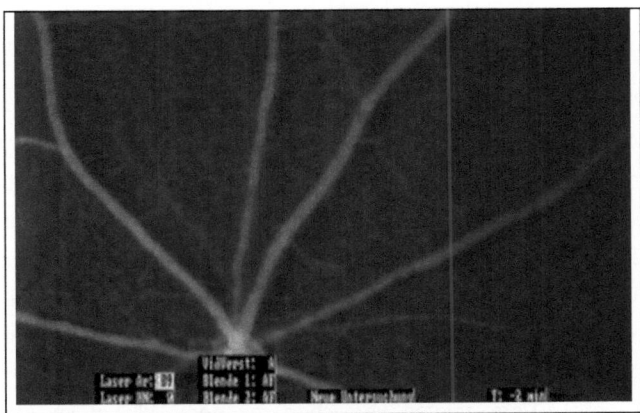
Abb. 53: Fluoreszenzangiografie bei CLN3$^{\Delta ex7/8}$-KI-Maus im Alter von 7 Monaten.

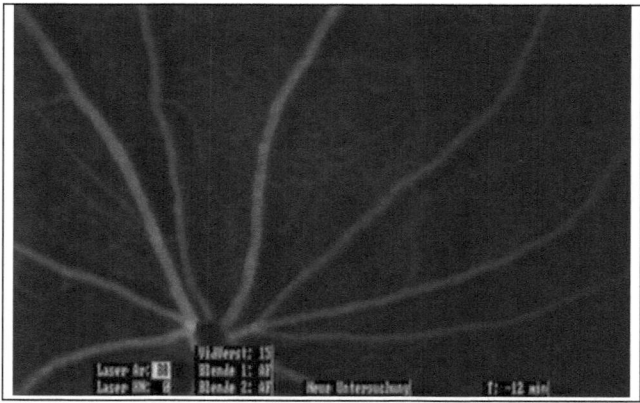
Abb. 54: Fluoreszenzangiografie bei CLN3-Maus (WT)im Alter von 7 Monaten.

3.7 Ergebnisse der Elektroretinographie bei C57BLK NCLF (CLN6)

Um eine mögliche progressive Netzhautdegeneration des Mausmodells für vLINCL festzustellen, wurden CLN6-knockout-Tiere und normale Kontrolltiere mittels ERG im Alter von 1,5, 4, 8 und 12 Monaten untersucht. Bei den Kurvenverläufen der **1,5 Monate** alten Tiere ist besonders bei den Oszillatorischen Potentialen und bei der A-Welle ein Unterschied im Kurvenverlauf der Knockout-Tiere verglichen mit den Kontrolltieren zu verzeichnen; die weiteren Kurvenformen zeigten sich ähnlich in den beiden Gruppen (Abb. 55).

Die CLN6-knockout-Tiere zeigten verglichen mit dem Wildtyp im Alter von 1,5 Monaten niedrigere Amplitudenwerte der Oszillatorischen Potentiale (Abb. 57, Tab. 31) sowie der A-Welle (Abb. 57, Tab. 32). Die C-Wellenamplituden und die Zapfenantworten sowie die A- und B-Wellen zeigten hier keine signifikanten Unterschiede zwischen beiden Gruppen (Abb. 56, 57).

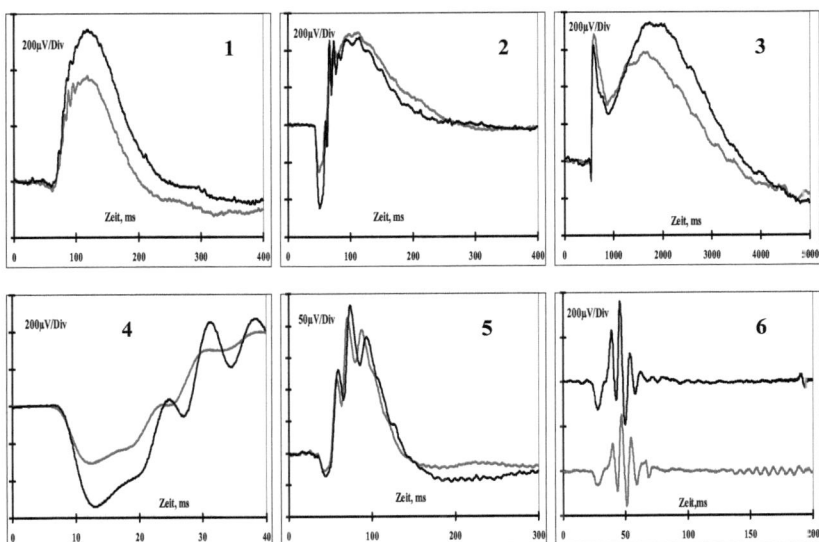

Abb. 55: Hinsichtlich des Nullpunkts normierte, gemittelte Kurven, des skotopischen ERG bei 10 mcds/m² (1) und 3000 mcds/m² (2), der C-Welle bei 252 cd/m² (3), der A-Welle bei 30 cds/m² (4) sowie des photopischen ERG bei 25 cds/m² (5) und Oszillatorische Potentiale bei 2,5 cds/m² (6). Linie: CLN6, Alter: 1,5 Monate (rote Kurve = KO, schwarze Kurve = WT).

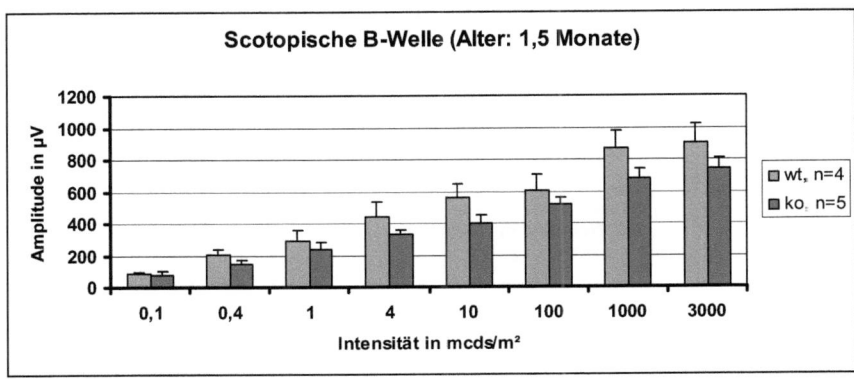

Abb. 56: Säulendiagramm der gemittelten Amplituden der skotopischen B-Welle der 1,5 Monate alten CLN6-KO-Tiere und der Wildtypen (WT); die Marker entsprechen den Standard-Abweichungen.

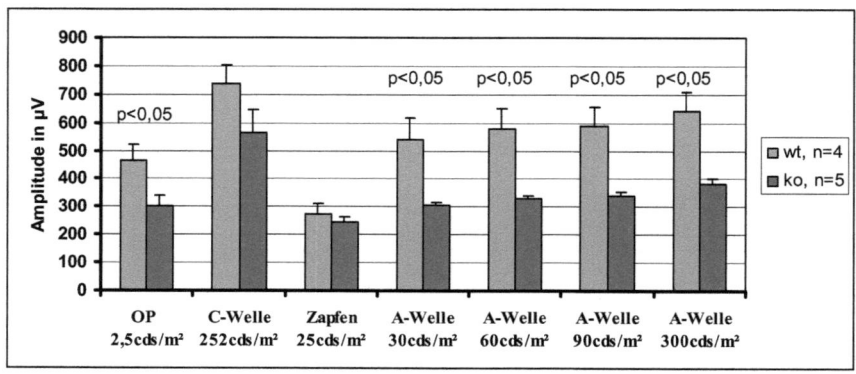

Abb. 57: Säulendiagramm der gemittelten Amplituden der OP, C-Welle, der Zapfenantworten und der skotopischen A-Welle der 1,5 Monate alten CLN6-KO-Tiere und der Wiltypen (WT); die Marker entsprechen den Standardabweichungen.

Intensität in cds/m²	Amplitude skotop. A-Welle CLN6-KO	Amplitude skotop. A-Welle CLN6-WT	p-Wert
30	305 ± 12 µV	542 ± 89 µV	0,01
60	329 ± 14 µV	580 ± 84 µV	0,01
90	340 ± 14 µV	589 ± 79 µV	0,01
300	382 ± 21 µV	641 ± 78 µV	0,01

Tab. 32: Amplituden und p-Werte der skotopischen A-Welle der 1,5 Monate alten CLN6-KO-Tiere und der Wildtypen.

OP CLN6-KO	OP CLN6-WT	p-Wert
300 ± 42 µV	467 ± 56 µV	0,01

Tab. 33: Amplituden und p-Werte der Oszillatorischen Potentiale der 1,5 Monate alten CLN6-KO-Tiere und der Wildtypen.

Im Alter von **4 Monaten** unterscheiden sich die ERG-Kurven der Knockout-Mäuse bei den skotopischen Ableitungen, bei den Oszillatorischen Potentialen und bei der C-Welle deutlich von denen der Kontrolltiere.; die photopischen Kurven verlaufen bei den beiden Gruppen ähnlich (Abb. 58).

Die 4 Monate alten CLN6-knockout-Tiere weisen verglichen mit den Kontrolltieren signifikant reduzierte Amplituden der dunkeladaptierten A- und B-Welle auf (Abb. 59, 60, Tab. 33, 34). Weiterhin sind deutlich niedrigere Amplitudenwerte der C-Welle bei den CLN6-knockout-Tieren im Vergleich mit den Wildtypen registriert worden, ebenso bei den Oszillatorischen Potentialen (Abb. 60, Tab. 35, 36).

Es fanden sich keine signifikanten Unterschiede bei den Zapfenantworten (Abb 60).

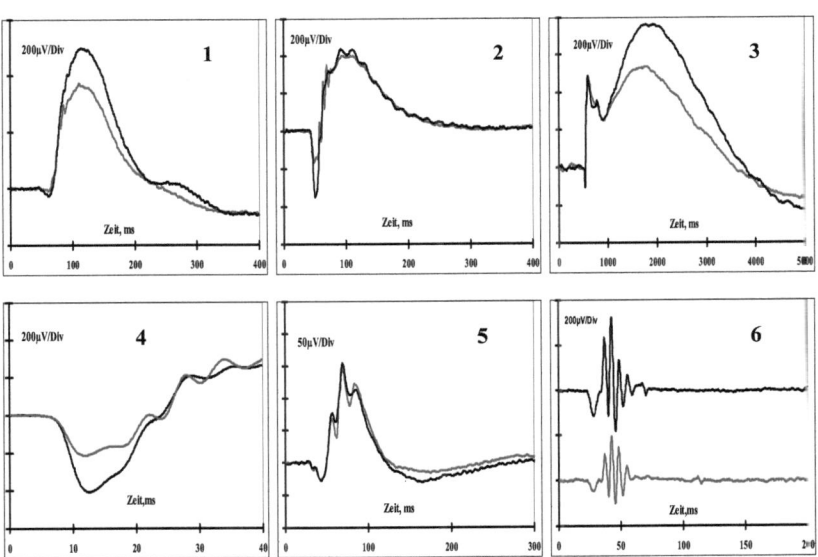

Abb. 58: Hinsichtlich des Nullpunkts normierte, gemittelte Kurven, des skotopischen ERG bei 10 mcds/m² (1) und 3000 mcds/m² (2), der C-Welle bei 252 cd/m² (3), der A-Welle bei 30 cds/m² (4) sowie des photopischen ERG bei 25 cds/m² (5) und Oszillatorische Potentiale bei 2,5 cds/m² (6). Linie: CLN6, Alter: 4 Monate (rote Kurve = KO, schwarze Kurve = WT).

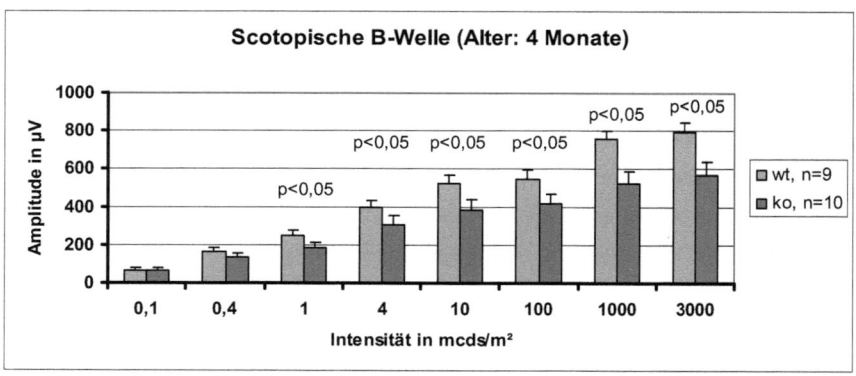

Abb. 59: Säulendiagramm der gemittelten Amplituden der skotopischen B-Welle der 4 Monate alten CLN6-KO-Tiere und der Wildtypen (WT); die Marker entsprechen den Standardabweichungen.

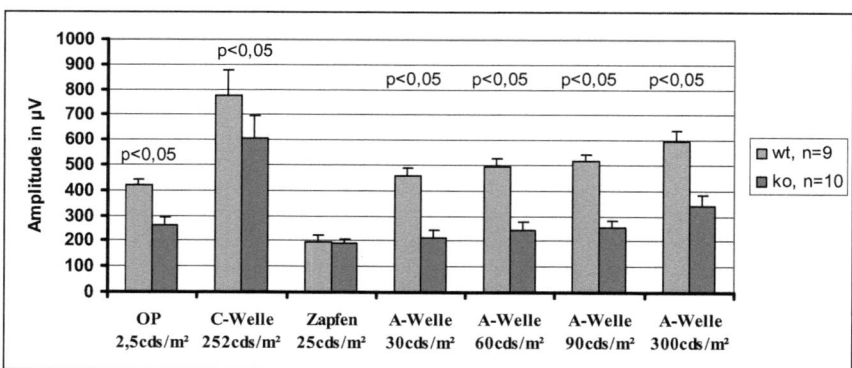

Abb. 60: Säulendiagramm der gemittelten Amplituden der OP, C-Welle, der Zapfen antworten und der skotopischen A-Welle der 4 Monate alten CLN6-KO-Tiere und der Wildtypen (WT); die Marker entsprechen den Standardabweichungen.

Intensität in mcds/m²	Amplitude skotop. B-Welle CLN6-KO	Amplitude skotop. B-Welle CLN6-WT	p-Wert
1	183 ± 32 µV	247 ± 32 µV	0,02
4	303 ± 53 µV	396 ± 40 µV	0,002
10	386 ± 51 µV	525 ± 42 µV	<0,0001
100	416 ± 50 µV	549 ± 50 µV	<0,0001
1000	522 ± 70 µV	756 ± 44 µV	<0,0001
3000	570 ± 67 µV	792 ± 54 µV	<0,0001

Tab. 34: Amplituden und p-Werte der skotopischen B-Welle der 4 Monate alten CLN6-KO-Tiere und der Wildtypen.

Intensität in cds/m²	Amplitude skotop. A-Welle CLN6-KO	Amplitude skotop. A-Welle CLN6-WT	p-Wert
30	215 ± 30 µV	460 ± 28 µV	<0,0001
60	246 ± 29 µV	494 ± 34 µV	<0,0001
90	256 ± 29 µV	515 ± 30 µV	<0,0001
300	342 ± 39 µV	597 ± 42 µV	<0,0001

Tab. 35: Amplituden und p-Werte der skotopischen A-Welle der 4 Monate alten CLN6-KO-Tiere und der Wildtypen.

OP CLN6-KO	OP CLN6-WT	p-Wert
259 ± 33 µV	418 ± 24 µV	<0,0001

Tab. 36: Amplituden und p-Werte der Oszillatorischen Potentiale der 4 Monate alten CLN6-KO-Tiere und der Wildtypen.

Intensität in cds/m²	Amplitude C-Welle CLN6-KO	Amplitude C-Welle CLN6-WT	p-Wert
252	605 ± 92 µV	777 ± 102 µV	0,009

Tab. 37: Amplituden und p-Werte der C-Welle der 4 Monate alten CLN6-KO-Tiere und der Wildtypen.

Im Alter von **8 Monaten** unterscheiden sich alle ERG-Ableitungen der Knockout-Tiere deutlich von denen der Wildtypen (Abb. 61).

Die B-Wellenamplituden der 8 Monate alten CLN6-knockout-Mäuse weisen deutlich niedrigere Werte bei allen Intensitäten im Vergleich zu den Wildtypen auf (Abb. 62, Tab. 37). Die registrierten A-Wellenamplituden der Knockout-Tiere lagen ebenfalls bei allen Intensitäten signifikant unter denen der Wildtypen (Abb. 63, Tab. 38), wie auch die C-Wellenamplituden, die Oszillatorischen Potentiale und die Zapfenantworten (Abb. 63, Tab. 39, 40).

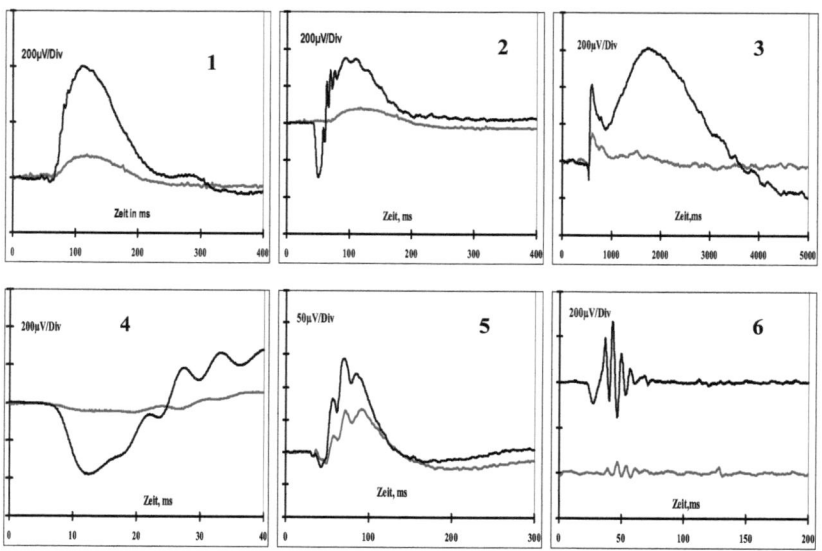

Abb. 61: Hinsichtlich des Nullpunkts normierte, gemittelte Kurven, des skotopischen ERG bei 10 mcds/m² (1) und 3000 mcds/m² (2), der C-Welle bei 252 cd/m² (3), der A-Welle bei 30 cds/m² (4) sowie des photopischen ERG bei 25 cds/m² (5) und Oszillatorische Potentiale bei 2,5 cds/m² (6). Linie: CLN6, Alter: 8 Monate (rote Kurve = KO, schwarze Kurve = WT).

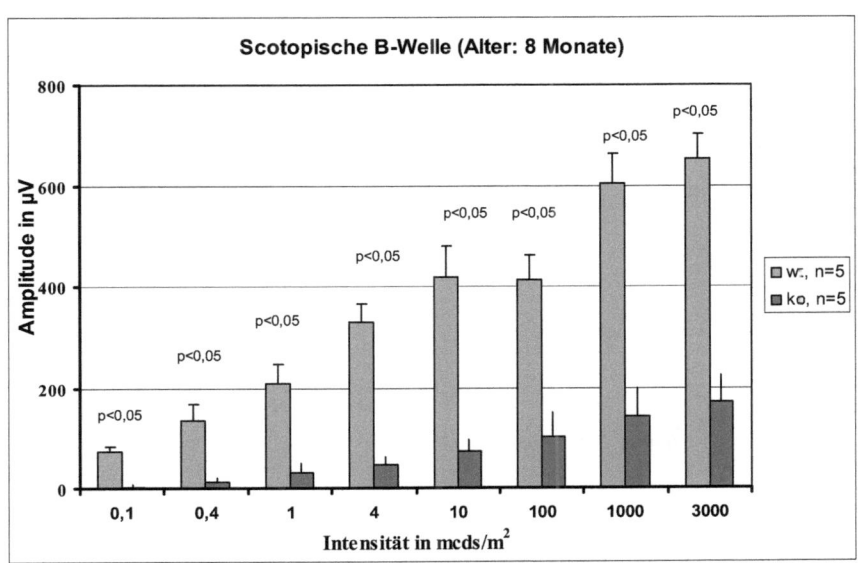

Abb. 62: Säulendiagramm der gemittelten Amplituden der skotopischen B-Welle der 8 Monate alten CLN6-KO-Tiere und der Wildtypen (WT); die Marker entsprechen den Standardabweichungen.

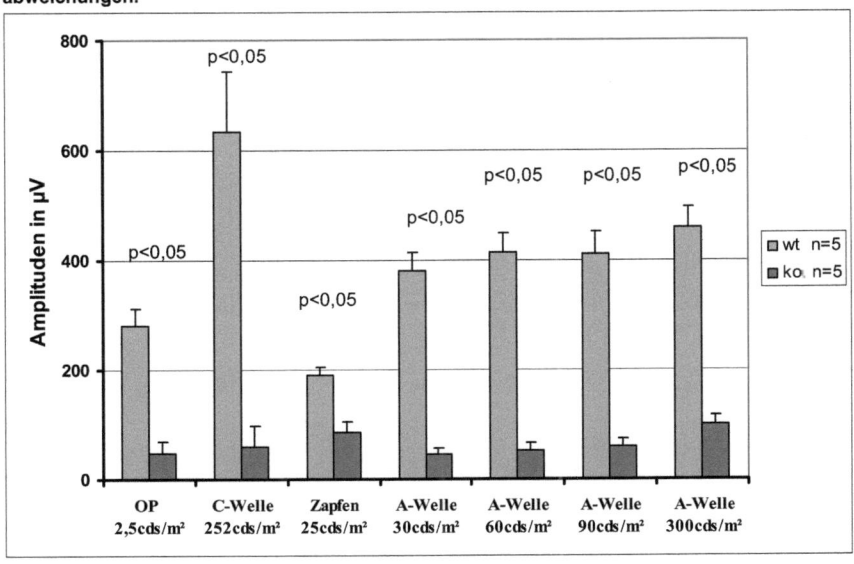

Abb. 63: Säulendiagramm der gemittelten Amplituden der OP, C-Welle, der Zapfenantworten und der skotopischen A-Welle der 8 Monate alten CLN6-KO-Tiere und der Wildtypen (WT); die Marker entsprechen den Standardabweichungen.

Intensität in mcds/m²	Amplitude skotop. B-Welle CLN6-KO	Amplitude skotop. B-Welle CLN6-WT	p-Wert
0,1	4 ± 4 µV	72 ± 11 µV	0,008
0,4	12 ± 8 µV	134 ± 33 µV	0,008
1	31 ± 17 µV	209 ± 40 µV	0,009
4	48 ± 14 µV	331 ± 35 µV	0,009
10	73 ± 23 µV	419 ± 62 µV	0,009
100	102 ± 49 µV	413 ± 49 µV	0,009
1000	142 ± 58 µV	603 ± 61 µV	0,009
3000	172 ± 52 µV	654 ± 49 µV	0,009

Tab. 38: Amplituden und p-Werte der skotopischen B-Welle der 8 Monate alten CLN6-KO-Tiere und der Wildtypen.

Intensität in cds/m²	Amplitude skotop. A-Welle CLN6-KO	Amplitude skotop. A-Welle CLN6-WT	p-Wert
30	44 ± 13 µV	381 ± 33 µV	0,009
60	53 ± 14 µV	415 ± 35 µV	0,009
90	59 ± 14 µV	413 ± 40 µV	0,009
300	100 ± 16 µV	461 ± 36 µV	0,009

Tab. 39: Amplituden und p-Werte der skotopischen A-Welle der 8 Monate alten CLN6-KO-Tiere und der Wildtypen.

OP CLN6-KO	OP CLN6-WT	p-Wert	Zapfenantworten der CLN6-KO	Zapfenantworten der CLN6-WT	p-Wert
47 ± 22 µV	282 ± 30 µV	0,009	86 ± 20 µV	191 ± 13 µV	0,009

Tab. 40: Amplituden und p-Werte der Oszillatorischen Potentiale und der Zapfenantworten der 8 Monate alten CLN6-KO-Tiere und der Wildtypen.

Intensität in cds/m²	Amplitude C-Welle CLN6-KO	Amplitude C-Welle CLN6-WT	p-Wert
252	59 ± 38 µV	633 ± 110 µV	0,009

Tab. 41: Amplituden und p-Werte der C-Welle der 8 Monate alten CLN6-KO-Tiere und der Wildtypen.

Im Alter von **12 Monaten** konnten bei den CLN6-KO-Tieren kaum noch Antworten registriert werden. Es zeigten sich Unterschiede in den ERG-Ableitungen beider Gruppen, die Amplituden zeigten sich bei allen abgeleiteten Potentialen deutlich vermindert bei den Knockout-Tieren verglichen mit den Kontrollmäusen (Abb. 64-66, Tab. 41-45).

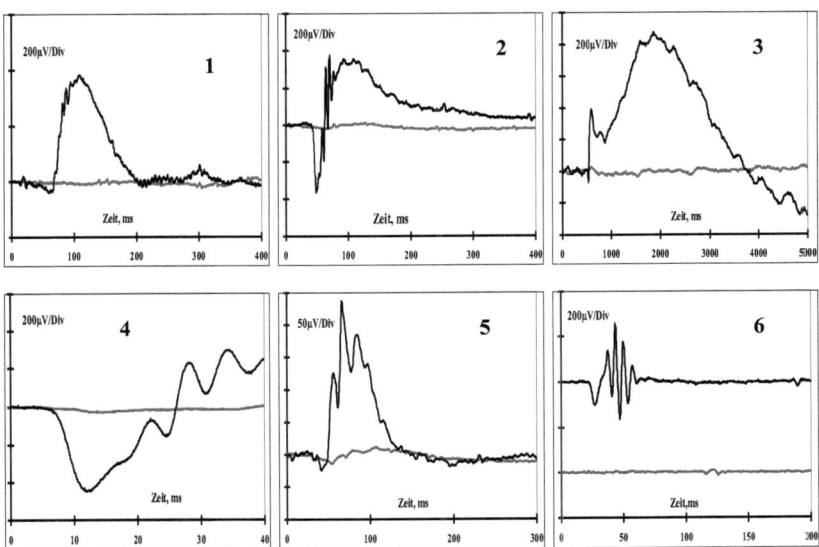

Abb. 64: Hinsichtlich des Nullpunkts normierte, gemittelte Kurven, des skotopischen ERG bei 10 mcds/m² (1) und 3000 mcds/m² (2), der C-Welle bei 252 cd/m² (3), der A-Welle bei 30 cds/m² (4) sowie des photopischen ERG bei 25 cds/m² (5) und Oszillatorische Potentiale bei 2,5 cds/m² (6). Linie: CLN6, Alter: 12 Monate (rote Kurve = KO, schwarze Kurve = WT).

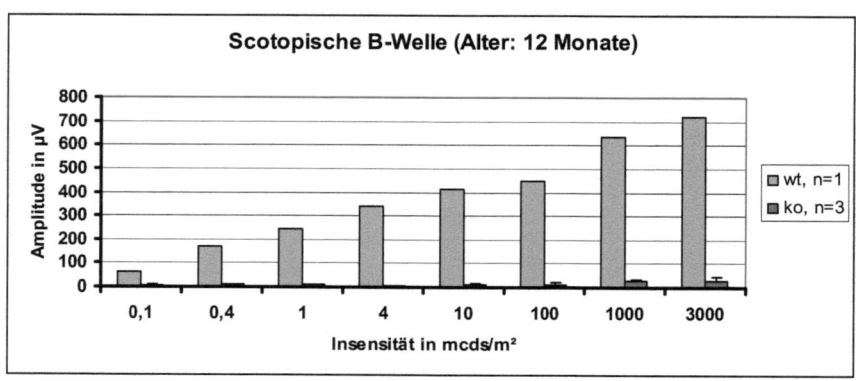

Abb. 65: Säulendiagramm der gemittelten Amplituden der skotopischen B-Welle der 12 Monate alten CLN6-KO-Tiere und der Wildtypen (WT); die Marker entsprechen den Standardabweichungen.

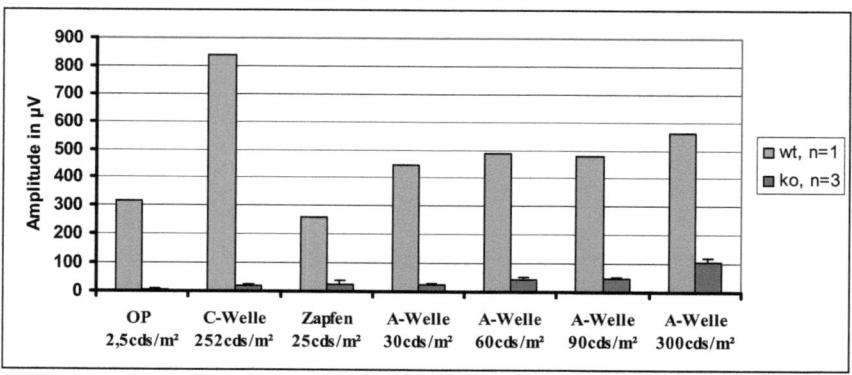

Abb. 66: Säulendiagramm der gemittelten Amplituden der OP, C-Welle, der Zapfenantworten und der skotopischen A-Welle der 12 Monate alten CLN6-KO-Tiere und der Wildtypen (WT); die Marker entsprechen den Standardabweichungen.

Intensität in mcds/m²	Amplitude skotop. B-Welle CLN6-KO	Amplitude skotop. B-Welle CLN6-WT
0,1	6 ± 4 µV	64 µV
0,4	9 ± 5 µV	170 µV
1	10 ± 4 µV	246 µV
4	5 ± 3 µV	339 µV
10	11 ± 8 µV	414 µV
100	13 ± 10 µV	447 µV
1000	27 ± 5 µV	635 µV
3000	29 ± 17 µV	718 µV

Tab. 42: Amplituden der skotopischen B-Welle der 12 Monate alten CLN6-KO-Tiere und der Wildtypen.

Intensität in cds/m²	Amplitude skotop. A-Welle CLN6-KO	Amplitude skotop. A-Welle CLN6-WT
30	22 ± 9 µV	445 µV
60	45 ± 6 µV	488 µV
90	50 ± 1 µV	481 µV
300	105 ± 14 µV	559 µV

Tab. 43: Amplituden der skotopischen A-Welle der 12 Monate alten CLN6-KO-Tiere und der Wildtypen.

OP CLN6-KO	OP CLN6-WT	Zapfenantworten der CLN6-KO	Zapfenantworten der CLN6-WT
3 ± 4 µV	316 µV	22 ± 14 µV	257 µV

Tab. 44: Amplituden der Oszillatorischen Potentiale und der Zapfenantworten der 12 Monate alten CLN6-KO-Tiere und der Wildtypen.

Intensität in cds/m²	Amplitude C-Welle CLN6-KO	Amplitude C-Welle CLN6-WT
252	20 ± 6 µV	838 µV

Tab. 45: Amplituden der C-Welle der 12 Monate alten CLN6-KO-Tiere und der Wildtypen.

3.8 Ergebnisse der Pupillometrie bei C57BLK NCLF (CLN6)

Um Veränderungen des Pupillenlichtreflexes der CLN6-knockout-Mäuse zu evaluieren, untersuchten wir 6 Monate alte Knockout-Tiere sowie altersentsprechende Wildtypen. Der Pupillendurchmesser der Wildtypen verkleinerte sich um 33,2 % und 36,7 % in Reaktion auf die Lichtstimulation der Intensität 40 cds/m² bzw. 200 cds/m² (Abb. 67).

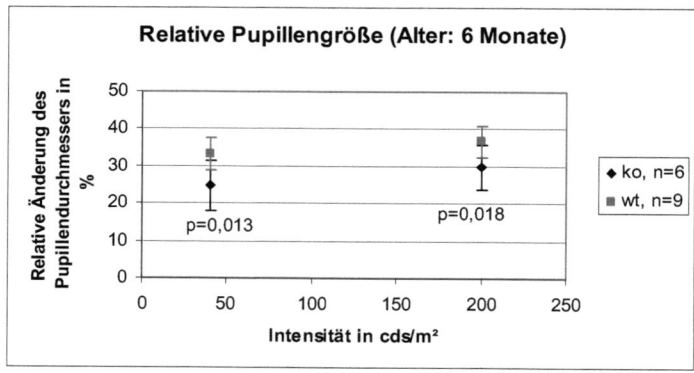

Abb. 67: Relative Pupillengröße der CLN6-KO-Tiere sowie der Wildtypen (WT) im Alter von 6 Monaten; die Marker entsprechen den Standardabweichungen.

Im Gegensatz dazu verkleinerte sich der Pupillendurchmesser der CLN6-KO-Tiere infolge Lichtstimulation der Intensität 40 cds/m² um 24,8 % sowie 29,8 % in Reaktion auf eine Lichtstimulation der Intensität 200 cds/m². Statistische Signifikanz erreicht der Unterschied des Pupillenlichtreflexes zwischen Knockout- und Wildtyp-Mäusen sowohl bei der Intensität von 40 cds/m² als auch bei der Intensität 200 cds/m² (Abb. 67).

3.9 Ergebnisse der Fundusfotografie und Fluoreszenzangiografie bei C57BLK NCLF (CLN6)

Eine Rarefizierung der Retinagefäße lässt sich bei den NCLF-KO-Tieren im Vergleich zum Wildtyp sowohl im Fundusfoto als auch in der Fluoreszenzangiografie erkennen (Abb. 68-71).

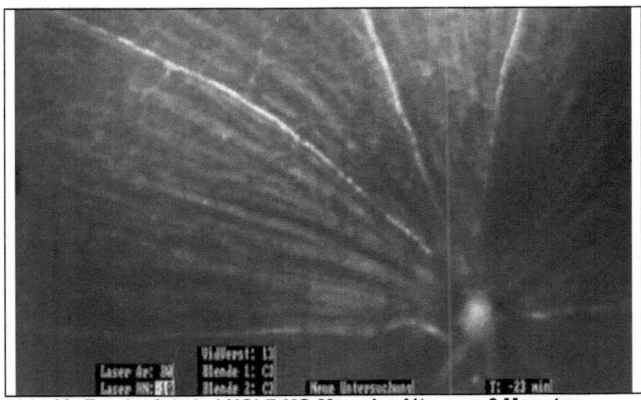
Abb. 68: Fundusfoto bei NCLF-KO-Maus im Alter von 6 Monaten.

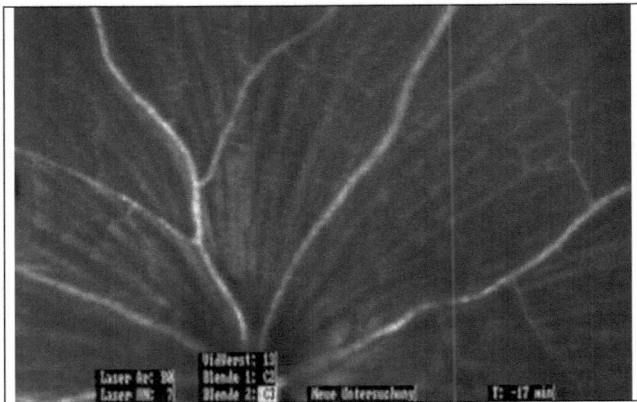
Abb. 69: Fundusfoto bei NCLF-Maus (WT) im Alter von 6 Monaten.

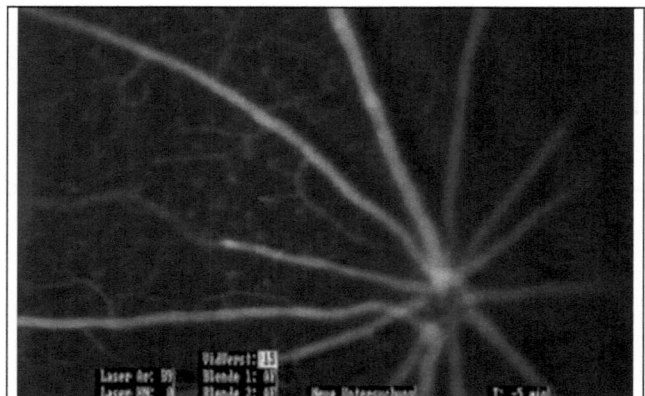
Abb. 70: Fluoreszenzangiografie bei NCLF-KO-Maus im Alter von 6 Monaten.

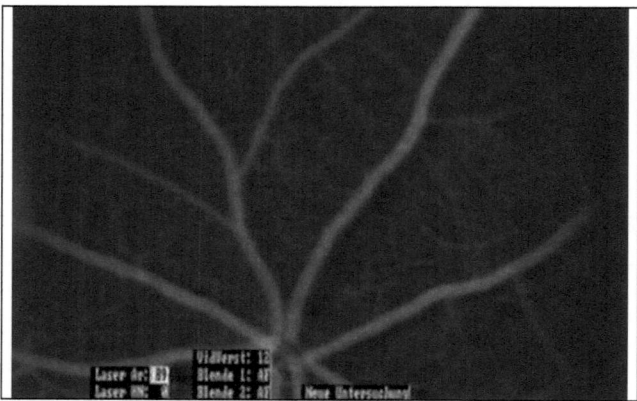
Abb. 71: Fluoreszenzangiografie einer 7 Monate alten WT-Kontrollmaus.

4. Diskussion

4.1 Mausmodell für INCL

Die PPT1-knockout-Mäuse wurden mittels ERG, Fluoreszenzangiografie, Pupillometrie sowie Funduskopie untersucht, um retinale Funktionsstörungen zu charakterisieren und festzustellen, ob diese Veränderungen zum einen progressiv sind und zum anderen den Veränderungen beim von INCL betroffenen Menschen entsprechen. Von INCL betroffene Kinder haben einen frühen Visusverlust, der als Resultat eines retinalen Neuronenverlustes zu Blindheit führt; das ERG zeigt eine vorrangige Beeinträchtigung der Amplituden der skotopischen B-Welle, eine weniger ausgeprägte Verminderung der A-Wellenamplituden sowie subnormale Stäbchenantworten [99, 101].

Elektrophysiologische Untersuchungen von Griffey et al. an CLN1-knockout-Mäusen und entsprechenden Kontrolltieren im Alter von 1-7 Monaten ergaben eine signifikante Minderung der retinalen Funktion beginnend ab dem Alter von 2 bis 3 Monaten. Es fand sich eine Beeinträchtigung der dunkeladaptierten Stäbchen- und Zapfen-ERGs sowie der helladaptierten Zapfen-ERGs. Die retinale Dysfunktion der Knockout-Tiere erwies sich als progredient; Tiere jünger als 2 Monate wiesen ein normales ERG auf [138]. Weitere Untersuchungen von Lei et al. ergaben signifikant reduzierte skotopische B- und A-Wellenamplituden bei 8 Monate alten Knockout-Tieren verglichen mit dem Wildtyp sowie deutlich reduzierte helladaptierte B-Wellenamplituden bei den meisten der genutzten Intensitäten (0,004 mcds/m² bis 4500 mcds/m²). Zwar zeigte sich die Kurvenform der ERG-Ableitungen der 4 Monate alten CLN1-knockout-Mäuse vergleichbar mit der der Wildtypen, jedoch fanden sich signifikant reduzierte Amplituden der ERG-Antworten bei den Knockout-Mäusen bei nahezu allen Intensitäten im Vergleich mit dem Wildtyp [110].

In einer weiteren publizierten Studie konnten keine signifikanten Unterschiede der skotopischen B-Wellenamplituden zwischen Knockout- und Kontrolltieren im Alter von 14-16 Wochen festgestellt werden. Die skotopischen A-Wellenamplituden der Knockout-Tiere lagen jedoch bei den beiden höchsten Intensitäten signifikant unter denen der Wildtypen [106].

Der Pupillenlichtreflex ist Ausdruck der normalen Kontraktion der Pupille infolge Stimulation des Auges mit Licht und dient der Regulation des Lichteinfalls ins Auge. Der Reflex wird ausgelöst, wenn Licht von dem Pigment der Photorezeptorzellen sowie von spezialisierten Ganglienzellen der inneren Retina (ipRGCs, melanopsin-containing intrinsically photosensitive retinal ganglion cells [182]) absorbiert wird [183, 184]. Über einen polysynaptischen Weg werden die in der Retina generierten Signale weitergeleitet und verarbeitet. Die afferente Signaltransduktion verläuft von den Ganglienzellen über die prätektalen Olivenkerne des Mittelhirns zu den Edinger-Westphal-Kernen [182, 185]. Der efferente Reflexschenkel führt über das Ganglion ciliare in der Orbita zu Pupillensphinkter und -dilatator der Iris, welche die Pupillengröße regulieren [182, 185]. Der normale Pupillenreflex basiert auf der anatomischen und funktionellen Integrität des afferenten und efferenten Reflexschenkels.

In Stäbchen-dominierten Mäusen spiegelt der Pupillenlichtreflex auf Stimulation niederer Intensität hauptsächlich die Funktion des Stäbchensystems wider [186, 187]. Bei höheren Stimulusintensitäten leisten auch Zapfen und ipRGCs einen Beitrag zum Pupillenlichtreflex [183, 188]. Untersuchungen von Lei et al. ergaben erhöhte Amplituden des Pupillenlichtreflexes bei hohen Stimulusintensitäten insbesondere bei 8 Monate alten CLN1-KO-Mäusen im Vergleich zum Wildtyp [110]. Ebenso fanden Wendt et al. einen verstärkten Pupillenlichtreflex der 14-16 Wochen alten CLN1-KO-Tiere verglichen mit dem Wildtyp [106]. Raitta et al. fanden eine fehlende direkte Pupillenreaktion bei INCL-Patienten im fortgeschrittenen Krankheitsverlauf [97]. Santavuori et al. konnten ab einem Alter von 2 Jahren einen fehlenden oder verlangsamten Pupillenlichtreflex bei Patienten beobachten [98].

Patienten mit infantiler NCLF zeigen einen Fundus mit einer milden Papillenabblassung sowie rarefizierten retinalen Gefäßen, Fundushypopigmentation und eine rötlich-braune Verfärbung der Makula [98, 101] oder eine leicht rötliche Papille, verminderte Retinagefäße und einen fehlenden Makulareflex im Alter von 20 Monaten [99], später, mit 27 Monaten fand sich die Papille etwas abgeblasst, die retinalen Gefäße mittelgradig rarefiziert und der Makulareflex stumpf und fleckig. In der Fluoreszenzangiografie fanden sich Zeichen retinaler Dystrophie sowie fortschreitende Veränderungen des Pigmentepithels, insbesondere der Makula.

Die Ganglienzellschicht und Nervenfaserschicht scheinen früh gestört zu sein, wie an den verengten retinalen Gefäßen und der Optikusatrophie zu erkennen ist [97].

In unseren Untersuchungen zeigten die CLN1-knockout-Mäuse einen signifikanten Verlust visueller Empfindlichkeit, wie die verminderten ERG-Amplituden verdeutlichen. Verminderte Amplituden der skotopischen A- und B-Welle bei einigen Intensitäten konnten bei den 2-4 Monate alten Knockout-Tieren registriert werden sowie eine weitere Verminderung der Amplituden bei 6 und 8 Monate alten Tieren. Dieses deutet auf einen Funktionsverlust der Stäbchen sowie eine Störung der Bipolarzellen. Eine ähnliche stete Amplituden-Verminderung bei 2 bis 7 Monate alten CLN1-knockout-Tieren ergaben auch die Untersuchungen von Griffey et al. [138]. Ebenfalls fanden Wendt et al. verminderte skotopische A-Wellen-Amplituden bei CLN1-knockout-Mäusen im Alter von 14-16 Wochen [106]. Die registrierten, verminderten C-Wellen-Amplituden legen eine gestörte Interaktion zwischen Photorezeptoren und retinalem Pigmentepithel nahe. Das Potential der C-Welle wird vordergründig durch den extrazellulären Kalium-Ionen-Gradienten im Bereich der Photorezeptoren und der Müllerzellen bestimmt [189-191]. Störungen dieser Homöostase können zu einem veränderten Potential und damit zu einer veränderten Konfiguration der C-Welle führen. Damit bietet die C-Welle nicht nur die Möglichkeit, Aussagen über die Pigmentepithelzellen, sondern auch über die Müller- und Photorezeptorzellen als beteiligte Elemente der genannten Homöostase zu treffen. Korrespondierend mit unseren Untersuchungsergebnissen, die eine Affektion des Zapfensystems ab einem Versuchstieralter von 6 Monaten ergaben, fanden auch Griffey et al. und Lei et al. eine Zapfensystemaffektion [110, 138], welche sich auch bei den ERGs der von INCL betroffenen Patienten findet [101]. Dabei sei darauf hingewiesen, dass das Verhältnis von Zapfen- zu Stäbchenrezeptoren in der Mausretina geringer ist als beim Menschen [192] und die Maus im Gegensatz zum Menschen keine Makula aufweist, weshalb eine Bewertung der Zapfenfunktion zurückhaltend vorgenommen werden sollte. Mittels der Ableitung der Oszillatorischen Potentiale lässt sich eine Aussage über die Funktion innerer Netzhautschichten treffen [155]. In unseren Untersuchungen zeigten sich die Oszillatorischen Potentiale der PPT1-KO-Tiere ab einem Alter von 6 Monaten beeinträchtigt, sich fortsetzend im Alter von 8 Monaten. Dies untermauert die Affektion der Funktion innerer Netzhautschichten.

Insgesamt zeigen die Daten eine Verminderung der Amplituden mit zunehmendem Alter der CLN1-knockout-Versuchstiere. Dies weist auf eine progressive Verschlechterung der retinalen Funktion hin, wie sowohl Griffey et al. als auch Lei et al. herausfanden [110, 138]. Sowohl innere Netzhautschichten, repräsentiert durch die B-Welle [142], scheinen betroffen, als auch die Photorezeptoren, repräsentiert durch die A-Welle [142], ebenso das Zapfensystem. Ab einem Alter der Untersuchungstiere von 4 Monaten lässt sich eine deutlichere Beeinträchtigung der B-Welle im Vergleich zur A-Welle erkennen (verminderter b/a-Quotient). Dies führt ansatzweise zu einem elektonegativen ERG, welches im Verlauf der Erkrankung immer evidenter wird. Damit existiert ein Hinweis auf eine gestörte Signaltransduktion von den Photorezeptorzellen zu den Bipolarzellen. Dieses Ergebnis zeigte sich auch bei Patienten mit INCL [101]

Unsere Untersuchungen des Pupillenlichtreflexes ergaben im Gegensatz zu den genannten Untersuchungen am Mausmodell keine signifikanten Unterschiede im Pupillenlichtreflex der KO-Tiere verglichen mit dem Wildtyp, also auch keine gesteigerte Pupillenlichtreaktion. Denkbar erscheint, dass die Untersuchung älterer Tiere mit stärkerer Krankheitsmanifestation durchaus eine verminderte Pupillenlichtreaktion aufweisen. In degenerativen Erkrankungen der Retina ohne Affektion des Zentralnervensystems zeigten sich verminderte Amplituden des Pupillenlichtreflexes [106, 183], ebenso bei INCL-Patienten [97, 98]. Der verstärkte Pupillenlichtreflex, der sich in den Untersuchungen von Lei et al. sowie Wendt et al. fand, könnte an den differierenden Konditionen liegen oder mit einer Affektion inhibitorischer Signale in einem frühen Krankheitsstadium erklärt werden [193]. Bei höheren Intensitäten leisten Zapfen und ipRGCs einen Beitrag zum Pupillenlichtreflex. Unsere Untersuchungen bevorzugen aufgrund der niedrigen Stimulusintensitäten und der gelben Stimulusfarbe die Funktion des Stäbchensystems.

Bei unseren Fundusuntersuchungen fielen eine retinale Gefäßrarefizierung sowie eine beginnende Atrophie bzw. Vergrößerung des Pigmentepithels auf, wie dies ähnlich auch bei von INCL betroffenen Patienten beschrieben wurde [98, 101].

Zusammenfassend lässt sich für das INCL-Modell ein relativ milder retinaler Phänotyp feststellen mit Veränderungen der Photorezeptoren und postrezeptoraler Strukturen. Die progressive retinale Dysfunktion der PPT1-knockout-Mäuse ähnelt den an von INCL betroffenen Menschen erhobenen Untersuchungsergebnissen [99, 101, 138]. Dabei ist allerdings zu beachten, dass ein Vergleich der Netzhautfunktionsstörungen zwischen Mensch und Maus schwierig ist. Der Schweregrad der Erkrankung variiert in verschiedenen Tiermodellen und beim Menschen [194, 195]. Die vorhandene phänotypische Variabilität bei Individuen mit der gleichen Mutation lässt auf unbekannte genetische oder Umweltbedingungen schließen, die den Krankheitsprozess beeinflussen [194]. Insbesondere der grundsätzliche Unterschied zwischen Mensch- und Mausmodell hinsichtlich Lebenserwartung, Gesundheitszustand und retinaler Morphologie darf nicht außer Acht gelassen werden.

Das untersuchte Mausmodell könnte ein effektives Untersuchungsmodell für künftige Effizienzeinschätzungen therapeutischer Ansätze für die Erkrankung sein. Weitere Studien mit einer größeren Anzahl von Mäusen wären sinnvoll, um einen tieferen Einblick in die retinalen Charakteristika dieses Mausmodells zu gewinnen.

4.2 Mausmodell für JNCL

Um den Netzhautdystrophie-Typ der $CLN3^{\Delta ex7/8}$-KI-Mäuse nachzuweisen, zu charakterisieren, eine etwaige Progression festzustellen und mit den retinalen Veränderungen beim von JNCL betroffenen Menschen zu vergleichen, wurden die $CLN3^{\Delta ex7/8}$-knock-in-Versuchstiere mittels ERG, Pupillometrie, Fluoreszenzangiographie und Funduskopie untersucht.

Ganzfeld-ERG-Untersuchungen an von JNCL betroffenen Patienten ergaben schnell progrediente Verminderungen der Potentiale [120, 196] mit einem nicht mehr nachweisbaren ERG im Alter von 5 bis 7 Jahren [115]. Sowohl das Stäbchen- als auch das Zapfensystem zeigten sich funktionsbeeinträchtigt [99, 112, 119, 196]; der Verlauf der Sehminderung und die sichtbaren Veränderungen des Augenhintergrunds sind jedoch typisch für eine Zapfen-Stäbchen-Dystrophie. Teilweise konnten auch keine ERG-Antworten auf Reize aller dargebotenen Intensitäten registriert werden [197, 198] oder das Stäbchensystem war stärker betroffen als das Zapfensystem [99, 112, 120, 199], resultierend in schweren visuellen Defiziten in jungen Jahren [120]. Weleber beschrieb deutlichere Veränderungen der B-Welle und der OPs im Vergleich zur A-Welle. Dies ist gut in Verbindung zu bringen mit der intraretinalen Lokalisation des CLN3-Genprodukts in Mitochondrien der Müllerzellen und Neuronen innerer Retinaschichten sowie Mitochondrien der inneren Photorezeptor-Segmente [99].

Untersuchungen des Fundus ergaben eine leicht rötlich verfärbte Papille, leicht rarefizierte Retinagefäße sowie eine Bulls-eye-Makulopathie und feine Pigmentdispersion mit granulärem Aspekt der peripheren und mittelperipheren Retina [99, 194, 200-202]. Fluoreszenzangiografische Untersuchungen zeigten Leckagen intraretinaler Gefäße sowie Pigmentepithelatrophien im Alter von 8 Jahren, im weiteren Krankheitsverlauf dann zunehmende intraretinale knochenbälkchenartige Pigmentation der Peripherie [202]. CLN3-KO-Mäuse wiesen im Vergleich zu altersentsprechenden Wildtypen mit 11 Monaten keine offensichtlichen Veränderungen der Retinagefäße oder der Netzhaut auf [128].

In Untersuchungen des Pupillenlichtreflexes von Wendt et al. fand sich ein verstärkter Pupillenlichtreflex bei 4 Monate alten CLN3-KO-Mäusen verglichen mit dem Wildtyp [106]. Katz et al fanden einen verminderten Pupillenlichtreflex bei 24 Monate alten CLN3-KO-Mäusen [193].

Untersuchungen an CLN3$^{\Delta ex7/8}$-knock-in-Tieren ergaben sowohl Veränderungen der Netzhaut als auch neurologische Auffälligkeiten sowie eine verminderte Lebenserwartung, wie dies auch den klassischen Merkmalen bei JNCL entspricht. Allerdings handelt es sich dabei um hypopigmentierte Tiere; pigmentierte Mäuse wiesen keine Veränderungen auf [91].

Unsere Untersuchungen ergaben einen signifikanten Verlust visueller Empfindlichkeit ab einem Alter von 12 Monaten bei den CLN3$^{\Delta ex7/8}$-knock-in-Mäusen, wie die verminderten ERG-Amplituden verdeutlichen. Verringerte Amplituden der skotopischen B-Welle bei den meisten Intensitäten fanden sich bei den 12 Monate alten Knock-in-Tieren sowie eine weitere Verminderung der Amplituden bei 16 Monate alten Tieren. Es zeigte sich eine deutlichere Beeinträchtigung der B-Welle im Vergleich zur A-Welle (verminderter b/a-Quotient), welches in einem ansatzweise elektronegativen ERG mündet. Dies legt eine gestörte Signalübertragung von den äußeren Segmenten der Photorezeptoren zu den Bipolarzellen nahe, wie es sich auch beim Menschen zeigte [101, 121]. Die Lokalisation des Genprodukts in den inneren Segmenten der Photorezeptoren [3] spricht für eine Beeinträchtigung der synaptischen Überleitung. Die registrierten, verminderten C-Wellen-Amplituden zeigen eine gestörte Interaktion zwischen Photorezeptoren und retinalem Pigmentepithel. Auch hier sei auf eine mögliche Veränderung der C-Welle durch eine gestörte Homöostase im Bereich der Photorezeptoren und der Müllerzellen hingewiesen [189-191].

Bereits im Alter von 1 Monat zeigte sich ein signifikanter Unterschied in den Amplituden der C-Welle, ein Effekt, der sich im Versuchstieralter von 5 und 12 Monaten nicht mehr als statistisch signifikant zu beobachten ist, aber im Alter von 9 und 16 Monaten weiter beobachtet werden kann. Da die Standardabweichungen bei den Daten der 5 und 12 Monate alten Tiere relativ hoch ausfielen, kann dies als Erklärung für den Verlust der statistischen Signifikanz herangezogen werden. Möglicherweise ist der Effekt auch im Zusammenhang mit der erhöhten Anfälligkeit der C-Welle für Umweltbedingungen zu sehen.

Im Alter von 1 Monat sowie im Alter von 16 Monaten fanden sich signifikant reduzierte A-Wellenamplituden. Die früh verminderten Amplituden sind eher als ein Effekt der kleinen Untersuchungsgruppen mit erhöhter Varianz zu betrachten und eher nicht spezifisch in einem frühen Krankheitsstadium. Auch der ERG-Kurvenverlauf der KI-Tiere ist dort weitgehend mit denen der Wildtypen vergleichbar. Weiterhin fand sich eine Affektion des Zapfensystems beginnend mit dem Alter von 9 Monaten, die im Alter von 16 Monaten zunahm. Aufgrund erhöhter Standardabweichungen im Untersuchungstieralter von 12 Monaten geht die statistische Signifikanz dort verloren.

Es sei auch hier wiederum darauf hingewiesen, dass das Verhältnis von Zapfen- zu Stäbchenrezeptoren in der Mausretina geringer ist als beim Menschen [192] und die Mausretina keine Makula aufweist, aufgrund dessen eine Bewertung der Zapfenfunktion zurückhaltend vorgenommen werden sollte.

Die Funktion innerer Netzhautschichten lässt sich auch mittels einer Ableitung der Oszillatorischen Potentiale untersuchen [155], die sich in unseren Untersuchungen ebenfalls beeinträchtigt zeigen. Es fanden sich deutlich niedrigere Amplituden bei den Knock-in-Tieren sowohl ab einem Versuchstieralter von 4 Monaten als auch im weiteren Krankheitsverlauf bis zum Alter von 16 Monaten, verglichen mit den

Wildtypen. Verminderte Amplituden der OPs fanden sich auch bei von JNCL betroffenen Patienten [99].

Innerhalb unserer Untersuchungen des Pupillenlichtreflexes fand sich ein verminderter Pupillenlichtreflex bei den 16 Monate alten CLN3$^{\Delta ex7/8}$-knock-in-Mäusen bei einer Intensität von 200 cds/m². In degenerativen Erkrankungen der Retina ohne ZNS-Affektion sind ebenfalls verminderte Amplituden des Pupillenlichtreflexes zu beobachten [106, 183]. Der verminderte Pupillenlichtreflex bei CLN3$^{\Delta ex7/8}$-knock-in-Mäusen liefert einen Hinweis auf eine Affektion der Photorezeptorzellen und möglicherweise auch der ipRGCs.

Die gegensätzlichen Ergebnisse bei Wendt et al. könnten an den unterschiedlichen Untersuchungsbedingungen liegen oder mit einer möglichen Beeinträchtigung inhibitorischer Signale in einem frühen Krankheitsstadium erklärt werden [193]. Innerhalb unserer Untersuchungen wurde bei niederen Stimulusintensitäten und gelber Stimulusfarbe die Stäbchenfunktion bevorzugt, wohingegen bei höheren Intensitäten und kürzerwelligem Licht Zapfen und ipRGCs vermehrt zum Pupillenlichtreflex beitragen [183, 188].

Bei unseren Fundusuntersuchungen fielen im Alter von 7 Monaten keine Unterschiede zwischen Wildtypen und CLN3$^{\Delta ex7/8}$-KI-Tieren auf, wie auch Seigel et al. keine evidenten Unterschiede bei Untersuchungen an CLN3-KO-Tieren feststellen konnten [128].

Insgesamt zeigen die Daten einen relativ späten Beginn der retinalen Veränderungen und eine Verschlechterung der Netzhautfunktion mit steigendem Alter der CLN3$^{\Delta ex7/8}$-knock-in-Versuchstiere. Wie die ERG-Daten verdeutlichen, sind innere Netzhautschichten, repräsentiert durch die B-Welle [142], stärker betroffen als die Photorezeptoren, repräsentiert durch die A-Welle [142]. Die relative Aussparung der A-Welle weist auf eine primäre Affektion innerer Netzhautschichten hin und ist gut vereinbar mit der Lokalisation des Genprodukts für CLN3 in der inneren Netzhaut, welche sich im Tiermodel zeigte [75]. Die vorrangige Verminderung der B-Wellen-Amplituden lässt eine primäre Beeinträchtigung postrezeptoraler Netzhautstrukturen vermuten, worauf auch andere Studien an Mausmodellen mit verminderter B-Welle hindeuten [170, 203]. Zusätzlich verdeutlichen die verminderten Pupillenreflexe im späteren Krankheitsverlauf eine Affektion der Photorezeptorzellen respektive der Signaltransduktion. Im Verlauf der Erkrankung scheint eine fehlerhafte

Neurotransmission von den inneren Segmenten der Photorezeptoren zu den Bipolarzellen immer evidenter zu werden, wie dies auch bei von JNCL betroffenen Patienten beschrieben ist [99]. Allerdings ist ein Vergleich der Netzhautdegeneration zwischen Mensch und Tiermodell nicht unproblematisch, da Mäuse mit einer Mutation im CLN3-Gen zum einen mildere retinale Veränderungen aufweisen als Menschen mit einer CLN3-Genmutation [128], und zum anderen eine geringere Lebenserwartung haben, keine Makula aufweisen und ein instabiler Gesundheitszustand für Anfälligkeiten gegenüber Umwelteinflüssen prädestiniert. Von großer Relevanz ist die Frage, ob z.B. ein primär synaptischer Defekt beim Menschen sekundär zum Untergang der Photorezeptoren führt oder ob in diesen ein davon unabhängiger Prozess stattfindet. Dabei ist zu bedenken, dass es beim Menschen die Synapse zwischen Stäbchen und Stäbchen-Bipolarzelle betreffende Erkrankungen gibt, die nicht zu einem sekundären Untergang der Photorezeptoren führen.

Insgesamt könnte das beschriebene Mausmodell ein effektives Untersuchungsobjekt für künftige Effizienzeinschätzungen potenzieller Therapeutika für die Erkrankung sein, die im Zeitfenster vor dem relativ schnellen Übergang vom gesunden zum pathologischen Zustand eingreifen müssen.

4.3 Mausmodell für vLINCL

Es wurden CLN6-KO-Mäuse mittels ERG, Pupillometrie, Fluoreszenzangiographie und Funduskopie untersucht, um eine Netzhautdegeneration nachzuweisen, zu charakterisieren, eine etwaige Progression festzustellen und mit der retinalen Pathologie beim von vLINCL betroffenen Menschen zu vergleichen.

Von Weleber durchgeführte ERG-Untersuchungen an Patienten ergaben sowohl eine Affektion des Stäbchen- als auch des Zapfensystems mit milder Affektion der Stäbchenfunktion in frühem Krankheitsstadium mit später deutlicherer Verminderung von A- und B-Welle [99].

CLN6-KO-Mäuse zeigen schon früh eine zu einer retinalen Degeneration passenden progressive retinale Atrophie mit einem Zellverlust der äußeren Körnerschicht [82, 84]. Histologische Untersuchungen stellten einen Zellverlust der äußeren Körnerschicht bei 4 Monate alten Tieren, eine schwer betroffene periphere äußere

Retina mit 6 Monaten und eine vollständige Retinaatrophie mit 9 Monaten, korrelierend mit ERG und histologischen Ergebnissen, fest [86].

Fundusuntersuchungen an Patienten mit LINCL ergaben im Alter von 3-4,5 Jahren eine milde Reduktion der retinalen Gefäße, jedoch keine signifikante Papillenabblassung; im Alter von 4 Jahren wies ein Patient neben der milden Papillenabblassung auch einen granulären Aspekt am gesamten Fundus auf sowie einen fleckigen Aspekt des Pigmentepithels [99].

Weleber et al. fanden nur eine minimale Pupillenlichtreaktion bei LINCL-Patienten [99]. Untersuchungen des Pupillenlichtreflexes bei CLN1-KO-Mäusen [106, 110] und CLN3-KO-Mäusen [106], die eine andere Form der neuronalen Ceroidlipofuszinose hervorrufen, ergaben einen verstärkten Pupillenlichtreflex verglichen mit dem Wildtyp.

Wir gehen aufgrund der deutlich verminderten ERG-Potentiale bei den CLN6-KO-Mäusen von einem signifikanten Verlust visueller Empfindlichkeit ab einem Alter von 1,5 Monaten aus. Verringerte Amplituden der skotopischen A-Welle bei allen Intensitäten fanden sich bei den 1,5 Monate alten KO-Tieren sowie eine weitere Verminderung der Amplituden bei 4, 8 und 12 Monate alten Tieren. Dies lässt auf einen Funktionsverlust der Stäbchen schließen. Die Verminderung der skotopischen B-Wellen-Amplituden war ab einem Alter der KO-Tiere von 4 Monaten deutlich und setzte sich bei den 8 Monate alten Mäusen fort mit kaum mehr nachweisbaren Antworten bei 12 Monate alten Tieren. Dies legt ebenfalls eine progrediente Affektion des Stäbchensystems sowie der Bipolarzellen nahe.

Mit der Ableitung Oszillatorischer Potentiale lässt sich die Funktion innerer Netzhautschichten untersuchen [155], die sich in unseren Untersuchungen auch als beeinträchtigt erwies. Es fanden sich deutlich niedrigere Amplituden bei den KO-Tieren sowohl im Alter von 1,5 als auch im Alter von 4 und 8 Monaten bis hin zu kaum nachweisbaren Amplituden bei 12 Monate alten Mäusen, verglichen mit den Wildtypen. Die registrierten, verminderten C-Wellen-Amplituden bei den 4 und 8 Monate alten KO-Versuchstieren sowie nahezu erloschenen Antworten im 12. Lebensmonat zeigten auch eine gestörte Interaktion zwischen Photorezeptoren und retinalem Pigmentepithel. Hier sei ebenso auf die Möglichkeit der Beeinflussung des C-Wellen-Potentials durch eine Homöostasestörung der Müllerzellen hingewiesen [189-191].

Weiterhin fand sich eine Affektion des Zapfensystems der KO-Tiere beginnend ab dem Alter von 8 Monaten mit einer Progredienz bis zum 12. Lebensmonat mit dort kaum mehr nachweisbaren Antworten. Da das Verhältnis von Zapfen- zu Stäbchenrezeptoren in der Mausretina kleiner ist als beim Menschen [192] und Mäuse keine Makula aufweisen, ist eine Beurteilung der Funktion der Zapfen vorsichtig vorzunehmen.

Innerhalb unserer Untersuchungen des Pupillenlichtreflexes fand sich ein verminderter Pupillenlichtreflex bei den 6 Monate alten CLN6-KO-Tieren. In degenerativen Erkrankungen der Retina ohne ZNS-Affektion sind ebenfalls verminderte Amplituden des Pupillenlichtreflexes zu beobachten [106, 183]. Der verminderte Pupillenlichtreflex bei CLN6-KO-Mäusen weist auf eine Affektion der Photorezeptorzellen und möglicherweise auch der ipRGCs hin.

Die gegensätzlichen Ergebnisse bei Lei et al. und Wendt et al. könnten an den unterschiedlichen Untersuchungsbedingungen liegen. Innerhalb unserer Untersuchungen wurde bei niederen Stimulusintensitäten und gelber Stimulusfarbe die Stäbchenfunktion bevorzugt, wohingegen bei höheren Intensitäten und kürzerwelligem Licht Zapfen und ipRGCs zum Pupillenlichtreflex vermehrt beitragen [183, 188].

Insgesamt zeigen die Daten bei dem untersuchten Mausmodell eine relativ früh auftretende Netzhautdystrophie, die das Stäbchensystem mehr als das Zapfensystem betrifft und somit einen Typ Stäbchen-Zapfen-Dystrophie, der z.B. von der Retinitis pigmentosa her bekannt ist. Es zeigt sich eine Progredienz bis zum 12. Lebensmonat mit dann nahezu nicht mehr messbaren ERG-Antworten. Wie die ERG-Daten verdeutlichen, sind sowohl innere Netzhautschichten, repräsentiert durch die B-Welle [142], als auch die Photorezeptoren, repräsentiert durch die A-Welle, [142] betroffen, wie sich dies auch bei von LINCL betroffenen Patienten zeigte [99]. Auch die verminderten Pupillenreflexe verdeutlichen eine Affektion der Photorezeptorzellen. Ebenso fügt sich die retinale Gefäßrarefizierung in das Gesamtbild der Erkrankung ein.

Es sei darauf hingewiesen, dass ein Vergleich der Netzhautfunktionsstörungen zwischen Mensch und Mausmodell grundsätzlichen zu beachtenden Unterschieden unterliegt. Nicht nur, weil die Lebenserwartung geringer und der allgemeine Gesundheitszustand einer Maus instabiler ist als beim Menschen und somit multiplen

Faktoren unterliegt, sondern auch, weil der Schweregrad der Erkrankung in verschiedenen Tiermodellen und beim Menschen variiert [194, 195]. Die vorhandene phänotypische Variabilität bei Individuen mit gleicher Mutation stützt die These von unbekannten genetischen oder Umweltbedingungen, welche Einfluss auf den Krankheitsprozess nehmen können [194].

Das beschriebene Mausmodell erwies sich als besonders stabil und erleichtert somit die Nutzung als ein effektives Untersuchungsobjekt für künftige Effizienzeinschätzungen potenzieller Therapeutika für die Erkrankung.

5. Zusammenfassung

Der Fokus der vorliegenden Arbeit liegt auf der phänotypischen Charakterisierung der Mausmodelle für die infantile, juvenile und spät-infantile Form der neuronalen Ceroidlipofuszinose. Die neuronalen Ceroidlipofuszinosen stellen eine Gruppe von neurodegenerativen Erkrankungen vornehmlich des Kindes- und Jugendalters dar, die gekennzeichnet sind durch Visusverlust, Epilepsie und Demenz. Die Erkrankung nimmt einen progredienten Verlauf und führt zu frühem Tod.

Bei der detaillierten Erforschung krankheitsspezifischer pathophysiologischer und funktioneller Grundlagen in Korrelation zur Erkrankung beim Menschen nimmt das Tiermodell Maus eine besondere Stellung ein.

Um den Netzhautdystrophie-Typ nachzuweisen und eine eventuelle Progression des Degenerationsprozesses zu analysieren, wurden die elektrophysiologischen und funktionellen Eigenschaften betroffener Mäuse mit denen alterskorrelierter Wildtypen verglichen. Sowohl die Elektroretinographie als auch die Pupillometrie bieten eine objektive und nicht-invasive Methode, die Netzhautfunktion näher zu untersuchen, Fundusuntersuchungen sowie die Fluoreszenzangiographie beschreiben den Phänotyp genauer.

Bei den PPT1-knock-out-Tieren als Modell für die INCL fanden sich verglichen mit dem Wildtyp Verminderungen der ERG-Amplituden beginnend ab einem Alter von 2-4 Monaten mit anschließender Progression im Alter. Zusammen mit der evidenten Vergrößerung des retinalen Pigmentepithels verbunden mit einer Gefäßrarefizierung deutet dies auf einen relativ milden Phänotyp mit Veränderungen rezeptoraler und postrezeptoraler Strukturen hin.

Die Untersuchungen an CLN3$^{\Delta ex7/8}$-knock-in-Tieren als JNCL-Modell ergaben einen relativ späten Beginn der retinalen Pathologie. Verminderte ERG-Amplituden der Knock-in-Mäuse ab einem Alter von 12 Monaten sind ein Hinweis auf einen Verlust visueller Empfindlichkeit. Innere Netzhautschichten, repräsentiert durch die B-Welle des ERG, scheinen stärker betroffen als die Photorezeptoren, deren Funktion sich in der A-Welle des ERG widerspiegelt. Einen weiteren Hinweis auf eine gestörte Signaltransduktion liefert der verminderte Pupillenlichtreflex im Alter von 16 Monaten. Im Krankheitsverlauf scheint eine fehlerhafte Neurotransmission von den inneren Segmenten der Photorezeptoren zu den Bipolarzellen immer evidenter zu werden, wie dies auch bei von JNCL betroffenen Patienten beschrieben ist.

Die CLN6-knock-out-Tiere als Modell für die vLINCL wiesen eine relativ früh auftretende Netzhautdystrophie auf. Dabei zeigte sich eine progrediente Beeinträchtigung visueller Empfindlichkeit bei den Knock-out-Tieren ab einem Alter von 1,5 Monaten mit präferenzieller Beeinträchtigung des Stäbchensystems. Am Fundus zeigte sich eine Rarefizierung retinaler Gefäße. Die verminderten Pupillenreflexe und ERG-Amplituden deuten auf eine Affektion sowohl der Photorezeptorzellen als auch innerer Netzhautschichten hin, wie auch bei von INCL betroffenen Patienten beschrieben, aber im Gegensatz zu den beiden anderen Modellen keine vornehmliche Beeinträchtigung der Synapse oder der Bipolarzellfunktion.

Die phänotypische Charakterisierung der Mausmodelle liefert einerseits einen essenziellen Beitrag zum besseren Verständnis der NCLF. Andererseits offerieren die beschriebenen Mausmodelle effektive Untersuchungsobjekte zur künftigen Testung potenzieller Interventionsstrategien für die Erkrankung.

Literaturverzeichnis

1. Zeman, W. and P. Dyken, *Neuronal ceroid-lipofuscinosis (Batten's disease): relationship to amaurotic family idiocy?* Pediatrics, 1969. **44**(4): p. 570-83.
2. Zeman, W., *Studies in the neuronal ceroid lipofuscinoses.* J Neuropathol Exp Neurol, 1974. **33**:: p. 1-12.
3. Mitchison, H.M., et al., *Batten disease gene, CLN3: linkage disequilibrium mapping in the Finnish population, and analysis of European haplotypes.* Am J Hum Genet, 1995. **56**(3): p. 654-62.
4. Zhong, N., *Neuronal ceroid lipofuscinoses and possible pathogenic mechanism.* Mol Genet Metab, 2000. **71**(1-2): p. 195-206.
5. Wisniewski, K.E., N. Zhong, and M. Philippart, *Pheno/genotypic correlations of neuronal ceroid lipofuscinoses.* Neurology, 2001. **57**(4): p. 576-81.
6. Mitchison, H.M. and S.E. Mole, *Neurodegenerative disease: the neuronal ceroid lipofuscinoses (Batten disease).* Curr Opin Neurol, 2001. **14**(6): p. 795-803.
7. Gardiner, R.M., *Clinical features and molecular genetic basis of the neuronal ceroid lipofuscinoses.* Adv Neurol, 2002. **89**: p. 211-5.
8. Hofmann, S.L., et al., *Neuronal ceroid lipofuscinoses caused by defects in soluble lysosomal enzymes (CLN1 and CLN2).* Curr Mol Med, 2002. **2**(5): p. 423-37.
9. Santavuori, P., et al., *Neuronal ceroid lipofuscinoses in childhood.* Suppl Clin Neurophysiol, 2000. **53**: p. 443-51.
10. Haltia, M., et al., *Infantile type of so-called neuronal ceroid-lipofuscinosis. 2. Morphological and biochemical studies.* J Neurol Sci, 1973. **18**(3): p. 269-85.
11. Jalanko A., T.J., Peltonen L., *From genes to sytems: New global strategies for the characterization of NCL biology.* Biochim Biophys Acta, 2006. **1762**:: p. 934-944.
12. Haltia, M., *The neuronal ceroid-lipofuscinoses: From past to present.* Biochim Biophys Acta, 2006. **1762**(10): p. 850-6.
13. Ezaki, J. and E. Kominami, *The intracellular location and function of proteins of neuronal ceroid lipofuscinoses.* Brain Pathol, 2004. **14**(1): p. 77-85.
14. Kohlschuetter A., G.H.H., Schulz A., Lukacs Z., *Die neuronalen Ceroid-Lipofuszinosen.* Dtsch Aerztebl, 2005. **102**: p. A 284-288 [Heft 5].
15. Schulz, A., et al., *Impaired cell adhesion and apoptosis in a novel CLN9 Batten disease variant.* Ann Neurol, 2004. **56**(3): p. 342-50.
16. Bozorg, S., Ramirez-Montealegre, Denia, *Juvenile Neuronal Ceroid Lipofuscinosis (JNCL) and the eye.* Surv Ophthalmol, 2009. **54**(4): p. 463-471.
17. Preising, M., Lorenz, B., *Genetik der neuronalen Zeroidlipofuszinosen, Aspekte der humangenetischen Beratung.* Ophthalmologe, 2010. **107**(7): p. 612-615.
18. Haltia, M., *The neuronal ceroid-lipofuscinoses.* J Neuropathol Exp Neurol, 2003 **62**(1): p. 1-13.
19. Mitchison, H.M., M.J. Lim, and J.D. Cooper, *Selectivity and types of cell death in the neuronal ceroid lipofuscinoses.* Brain Pathol, 2004. **14**(1): p. 86-96.
20. Cooper, J.D., *Progress towards understanding the neurobiology of Batten disease or neuronal ceroid lipofuscinosis.* Curr Opin Neurol, 2003. **16**(2): p. 121-8.

21. Vesa, J., et al., *Mutations in the palmitoyl protein thioesterase gene causing infantile neuronal ceroid lipofuscinosis.* Nature, 1995. **376**(6541): p. 584-7.
22. Kohlschuetter, A., Goebel H.H.,, *Die Neuronalen Ceroid-Lipofuszinosen.* Dt Aerztebl, 1997. **94**: p. A 3183-3188 [Heft 47].
23. Bennett, M.J. and S.L. Hofmann, *The neuronal ceroid-lipofuscinoses (Batten disease): a new class of lysosomal storage diseases.* J Inherit Metab Dis, 1999. **22**(4): p. 535-44.
24. Tyynela, J., et al., *Variant late infantile neuronal ceroid-lipofuscinosis: pathology and biochemistry.* J Neuropathol Exp Neurol, 1997. **56**(4): p. 369-75.
25. Santavuori, P., et al., *Infantile type of so-called neuronal ceroid-lipofuscinosis. 1. A clinical study of 15 patients.* J Neurol Sci, 1973. **18**(3): p. 257-67.
26. Zeman W., A.M., *On the nature of the 'stored' lipid substance in juvenile amaurotic idiocy (Batten-Spielmeyer-Vogt).* Ann Histochim, 1963. **8:**: p. 255-258.
27. Kyttala A, L.U., Braulke T, Hofmann SL, *Functional biology of the neuronal ceroid lipofuscinoses (NCL) proteins.* Biochim Biophys Acta, 2006. **1762:**: p. 920-933.
28. Mole, S.E., *Batten's disease: eight genes and still counting?* Lancet, 1999. **354**(9177): p. 443-5.
29. Savukoski, M., et al., *CLN5, a novel gene encoding a putative transmembrane protein mutated in Finnish variant late infantile neuronal ceroid lipofuscinosis.* Nat Genet, 1998. **19**(3): p. 286-8.
30. http://ncl-netz.de. 2010.
31. Gardiner, R.M., *The molecular genetic basis of the neuronal ceroid lipofuscinoses.* Neurol Sci, 2000. **21**(3 Suppl): p. S15-9.
32. van Diggelen, O.P., et al., *Adult neuronal ceroid lipofuscinosis with palmitoyl-protein thioesterase deficiency: first adult-onset patients of a childhood disease.* Ann Neurol, 2001. **50**(2): p. 269-72.
33. Mitchison, H.M., et al., *Mutations in the palmitoyl-protein thioesterase gene (PPT; CLN1) causing juvenile neuronal ceroid lipofuscinosis with granular osmiophilic deposits.* Hum Mol Genet, 1998. **7**(2): p. 291-7.
34. Sleat, D.E., et al., *Mutational analysis of the defective protease in classic late-infantile neuronal ceroid lipofuscinosis, a neurodegenerative lysosomal storage disorder.* Am J Hum Genet, 1999. **64**(6): p. 1511-23.
35. Mole, S.E., H.M. Mitchison, and P.B. Munroe, *Molecular basis of the neuronal ceroid lipofuscinoses: mutations in CLN1, CLN2, CLN3, and CLN5.* Hum Mutat, 1999. **14**(3): p. 199-215.
36. Zhong, N., et al., *Heterogeneity of late-infantile neuronal ceroid lipofuscinosis.* Genet Med, 2000. **2**(6): p. 312-8.
37. Bellizzi, J.J., 3rd, et al., *The crystal structure of palmitoyl protein thioesterase 1 and the molecular basis of infantile neuronal ceroid lipofuscinosis.* Proc Natl Acad Sci U S A, 2000. **97**(9): p. 4573-8.
38. Salonen, T., et al., *Neuronal trafficking of palmitoyl protein thioesterase provides an excellent model to study the effects of different mutations which cause infantile neuronal ceroid lipofuscinocis.* Mol Cell Neurosci, 2001. **18**(2): p. 131-40.
39. Barohn, R.J., D.C. Dowd, and K.S. Kagan-Hallet, *Congenital ceroid-lipofuscinosis.* Pediatr Neurol, 1992. **8**(1): p. 54-9.
40. Boehme, D.H., et al., *A dominant form of neuronal ceroid-lipofuscinosis.* Brain, 1971. **94**(4): p. 745-60.
41. Tyynela, J., et al., *Storage of saposins A and D in infantile neuronal ceroid-lipofuscinosis.* FEBS Lett, 1993. **330**(1): p. 8-12.
42. Palmer, D.N., et al., *Ceroid lipofuscinosis in sheep. II. The major component of the lipopigment in liver, kidney, pancreas, and brain is low molecular weight protein.* J Biol Chem, 1986. **261**(4): p. 1773-7.

43. *Isolation of a novel gene underlying Batten disease, CLN3. The International Batten Disease Consortium.* Cell, 1995. **82**(6): p. 949-57.
44. Ranta, S., et al., *The neuronal ceroid lipofuscinoses in human EPMR and mnd mutant mice are associated with mutations in CLN8.* Nat Genet, 1999. **23**(2): p. 233-6.
45. Sleat, D.E., et al., *Association of mutations in a lysosomal protein with classical late-infantile neuronal ceroid lipofuscinosis.* Science, 1997. **277**(5333): p. 1802-5.
46. Wheeler, R.B., et al., *The gene mutated in variant late-infantile neuronal ceroid lipofuscinosis (CLN6) and in nclf mutant mice encodes a novel predicted transmembrane protein.* Am J Hum Genet, 2002. **70**(2): p. 537-42.
47. Gao, H., et al., *Mutations in a novel CLN6-encoded transmembrane protein cause variant neuronal ceroid lipofuscinosis in man and mouse.* Am J Hum Genet, 2002. **70**(2): p. 324-35.
48. Goebel, H.H., *The neuronal ceroid-lipofuscinoses.* J Child Neurol, 1995. **10**(6): p. 424-37.
49. Palmer, D.N., et al., *Mitochondrial ATP synthase subunit c storage in the ceroid-lipofuscinoses (Batten disease).* Am J Med Genet, 1992. **42**(4): p. 561-7.
50. Goebel, H.H. and K.E. Wisniewski, *Current state of clinical and morphological features in human NCL.* Brain Pathol, 2004. **14**(1): p. 61-9.
51. Hofman, I.L. and P.E. Taschner, *Late onset juvenile neuronal ceroid-lipofuscinosis with granular osmiophilic deposits (GROD).* Am J Med Genet, 1995. **57**(2): p. 165-7.
52. Verkruyse, L.A. and S.L. Hofmann, *Lysosomal targeting of palmitoyl-protein thioesterase.* J Biol Chem, 1996. **271**(26): p. 15831-6.
53. Lehtovirta, M., et al., *Palmitoyl protein thioesterase (PPT) localizes into synaptosomes and synaptic vesicles in neurons: implications for infantile neuronal ceroid lipofuscinosis (INCL).* Hum Mol Genet, 2001. **10**(1): p. 69-75.
54. Heinonen, O., et al., *Expression of palmitoyl protein thioesterase in neurons.* Mol Genet Metab, 2000. **69**(2): p. 123-9.
55. Goebel, H.H., *The 8th International Congress on Neuronal Ceroid Lipofuscinoses (Batten disease)--NCL 2000, 20-24 September, 2000, Oxford, United Kingdom.* Brain Pathol, 2001. **11**(2): p. 259-60.
56. Walkley, S.U., et al., *Pathogenesis of brain dysfunction in Batten disease.* Am J Med Genet, 1995. **57**(2): p. 196-203.
57. Lane, S.C., et al., *Apoptosis as the mechanism of neurodegeneration in Batten's disease.* J Neurochem, 1996. **67**(2): p. 677-83.
58. Riikonen, R., et al., *CSF insulin-like growth factor-1 in infantile neuronal ceroid lipofuscinosis.* Neurology, 2000. **54**(9): p. 1828-32.
59. Cho, S. and G. Dawson, *Palmitoyl protein thioesterase 1 protects against apoptosis mediated by Ras-Akt-caspase pathway in neuroblastoma cells.* J Neurochem, 2000. **74**(4): p. 1478-88.
60. Pearce, D.A. and F. Sherman, *BTN1, a yeast gene corresponding to the human gene responsible for Batten's disease, is not essential for viability, mitochondrial function, or degradation of mitochondrial ATP synthase.* Yeast, 1997. **13**(8): p. 691-7.
61. Pearce, D.A., et al., *Action of BTN1, the yeast orthologue of the gene mutated in Batten disease.* Nat Genet, 1999. **22**(1): p. 55-8.
62. Golabek, A.A., et al., *CLN3 protein regulates lysosomal pH and alters intracellular processing of Alzheimer's amyloid-beta protein precursor and cathepsin D in human cells.* Mol Genet Metab, 2000. **70**(3): p. 203-13.
63. Chattopadhyay, S. and D.A. Pearce, *Neural and extraneural expression of the neuronal ceroid lipofuscinoses genes CLN1, CLN2, and CLN3: functional implications for CLN3.* Mol Genet Metab, 2000. **71**(1-2): p. 207-11.

64. Ezaki, J., et al., *Characterization of Cln3p, the gene product responsible for juvenile neuronal ceroid lipofuscinosis, as a lysosomal integral membrane glycoprotein.* J Neurochem, 2003. **87**(5): p. 1296-308.
65. Jarvela, I., et al., *Biosynthesis and intracellular targeting of the CLN3 protein defective in Batten disease.* Hum Mol Genet, 1998. **7**(1): p. 85-90.
66. Jarvela, I., et al., *Defective intracellular transport of CLN3 is the molecular basis of Batten disease (JNCL).* Hum Mol Genet, 1999. **8**(6): p. 1091-8.
67. Mao, Q., H. Xia, and B.L. Davidson, *Intracellular trafficking of CLN3, the protein underlying the childhood neurodegenerative disease, Batten disease.* FEBS Lett, 2003. **555**(2): p. 351-7.
68. Puranam, K.L., et al., *CLN3 defines a novel antiapoptotic pathway operative in neurodegeneration and mediated by ceramide.* Mol Genet Metab, 1999. **66**(4): p. 294-308.
69. Luiro, K., et al., *Interconnections of CLN3, Hook1 and Rab proteins link Batten disease to defects in the endocytic pathway.* Hum Mol Genet, 2004. **13**(23): p. 3017-27.
70. Ramirez-Montealegre, D. and D.A. Pearce, *Defective lysosomal arginine transport in juvenile Batten disease.* Hum Mol Genet, 2005. **14**(23): p. 3759-73.
71. Vesa, J., et al., *Neuronal ceroid lipofuscinoses are connected at molecular level: interaction of CLN5 protein with CLN2 and CLN3.* Mol Biol Cell, 2002. **13**(7): p. 2410-20.
72. Lonka, L., et al., *The neuronal ceroid lipofuscinosis CLN8 membrane protein is a resident of the endoplasmic reticulum.* Hum Mol Genet, 2000. **9**(11): p. 1691-7.
73. Mole, S.E., et al., *CLN6, which is associated with a lysosomal storage disease, is an endoplasmic reticulum protein.* Exp Cell Res, 2004. **298**(2): p. 399-406.
74. Luiro, K., et al., *CLN3 protein is targeted to neuronal synapses but excluded from synaptic vesicles: new clues to Batten disease.* Hum Mol Genet, 2001. **10**(19): p. 2123-31.
75. Katz, M.L., et al., *Immunochemical localization of the Batten disease (CLN3) protein in retina.* Invest Ophthalmol Vis Sci, 1997. **38**(11): p. 2375-86.
76. Kremmidiotis, G., et al., *The Batten disease gene product (CLN3p) is a Golgi integral membrane protein.* Hum Mol Genet, 1999. **8**(3): p. 523-31.
77. Pearce, D.A., *Localization and processing of CLN3, the protein associated to Batten disease: where is it and what does it do?* J Neurosci Res, 2000. **59**(1): p. 19-23.
78. Ahtiainen, L., et al., *Palmitoyl protein thioesterase 1 is targeted to the axons in neurons.* J Comp Neurol, 2003. **455**(3): p. 368-77.
79. Isosomppi, J., et al., *Lysosomal localization of the neuronal ceroid lipofuscinosis CLN5 protein.* Hum Mol Genet, 2002. **11**(8): p. 885-91.
80. Elshatory, Y., et al., *Early changes in gene expression in two models of Batten disease.* FEBS Lett, 2003. **538**(1-3): p. 207-12.
81. Koppang, N., *The English setter with ceroid-lipofuscinosis: a suitable model for the juvenile type of ceroid-lipofuscinosis in humans.* Am J Med Genet Suppl, 1988. **5**: p. 117-25.
82. Bronson, R.T., et al., *Neuronal ceroid lipofuscinosis (nclf), a new disorder of the mouse linked to chromosome 9.* Am J Med Genet, 1998. **77**(4): p. 289-97.
83. Jolly, R.D., R.D. Martinus, and D.N. Palmer, *Sheep and other animals with ceroid-lipofuscinoses: their relevance to Batten disease.* Am J Med Genet, 1992. **42**(4): p. 609-14.
84. Katz, M.L., H. Shibuya, and G.S. Johnson, *Animal models for the ceroid lipofuscinoses.* Adv Genet, 2001. **45**: p. 183-203.

85. Bronson, R.T., et al., *Motor neuron degeneration of mice is a model of neuronal ceroid lipofuscinosis (Batten's disease).* Ann Neurol, 1993. **33**(4): p. 381-5.
86. Chang, B., et al., *Retinal degeneration mutants in the mouse.* Vision Res, 2002. **42**(4): p. 517-25.
87. Mitchison, H.M., et al., *Targeted disruption of the Cln3 gene provides a mouse model for Batten disease. The Batten Mouse Model Consortium [corrected].* Neurobiol Dis, 1999. **6**(5): p. 321-34.
88. Katz, M.L. and G.S. Johnson, *Mouse gene knockout models for the CLN2 and CLN3 forms of ceroid lipofuscinosis.* Eur J Paediatr Neurol, 2001. **5 Suppl A**: p. 109-14.
89. Gupta, P., et al., *Disruption of PPT1 or PPT2 causes neuronal ceroid lipofuscinosis in knockout mice.* Proc Natl Acad Sci U S A, 2001. **98**(24): p. 13566-71.
90. Cooper, J.D., et al., *Apparent loss and hypertrophy of interneurons in a mouse model of neuronal ceroid lipofuscinosis: evidence for partial response to insulin-like growth factor-1 treatment.* J Neurosci, 1999. **19**(7): p. 2556-67.
91. Cotman, S.L., et al., *Cln3(Deltaex7/8) knock-in mice with the common JNCL mutation exhibit progressive neurologic disease that begins before birth.* Hum Mol Genet, 2002. **11**(22): p. 2709-21.
92. Jalanko, A., et al., *Mice with Ppt1Deltaex4 mutation replicate the INCL phenotype and show an inflammation-associated loss of interneurons.* Neurobiol Dis, 2005. **18**(1): p. 226-41.
93. Korey, C.A. and M.E. MacDonald, *An over-expression system for characterizing Ppt1 function in Drosophila.* BMC Neurosci, 2003. **4**: p. 30.
94. Gachet, Y., et al., *btn1, the Schizosaccharomyces pombe homologue of the human Batten disease gene CLN3, regulates vacuole homeostasis.* J Cell Sci, 2005. **118**(Pt 23): p. 5525-36.
95. Porter, M.Y., M. Turmaine, and S.E. Mole, *Identification and characterization of Caenorhabditis elegans palmitoyl protein thioesterase1.* J Neurosci Res, 2005. **79**(6): p. 836-48.
96. Williams R.E., A.L., Autti T., Goebel H.H., Kohlschuetter A., Lonnqvist T., *Diagnosis of the neuronal ceroid lipofuscinoses: An update.* Biochim Biophys Acta, 2006. **1762**:: p. 865-872.
97. Raitta, C. and P. Santavuori, *Ophthalmological findings in infantile type of so-called neuronal ceroid lipofuscinosis.* Acta Ophthalmol (Copenh), 1973. **51**(6): p. 755-63.
98. Santavuori, P., M. Haltia, and J. Rapola, *Infantile type of so-called neuronal ceroid-lipofuscinosis.* Dev Med Child Neurol, 1974. **16**(5): p. 644-53.
99. Weleber, R.G., *The dystrophic retina in multisystem disorders: the electroretinogram in neuronal ceroid lipofuscinoses.* Eye, 1998. **12 (Pt 3b)**: p. 580-90.
100. Vanhanen, S.L., et al., *MRI evaluation of the brain in infantile neuronal ceroid-lipofuscinosis. Part 2: MRI findings in 21 patients.* J Child Neurol, 1995. **10**(6): p. 444-50.
101. Weleber, R.G., et al., *Electroretinographic and clinicopathologic correlations of retinal dysfunction in infantile neuronal ceroid lipofuscinosis (infantile Batten disease).* Mol Genet Metab, 2004. **83**(1-2): p. 128-37.
102. van Diggelen, O.P., et al., *A rapid fluorogenic palmitoyl-protein thioesterase assay: pre- and postnatal diagnosis of INCL.* Mol Genet Metab, 1999. **66**(4): p. 240-4.
103. Voznyi, Y.V., et al., *A new simple enzyme assay for pre- and postnatal diagnosis of infantile neuronal ceroid lipofuscinosis (INCL) and its variants.* J Med Genet, 1999. **36**(6): p. 471-4.
104. Lukacs, Z., et al., *Rapid and simple assay for the determination of tripeptidyl peptidase and palmitoyl protein thioesterase activities in dried blood spots.* Clin Chem, 2003. **49**(3): p. 509-11.

105. Kohan, R., et al., *Palmitoyl Protein Thioesterase1 (PPT1) and Tripeptidyl Peptidase-I (TPP-I) are expressed in the human saliva. A reliable and non-invasive source for the diagnosis of infantile (CLN1) and late infantile (CLN2) neuronal ceroid lipofuscinoses.* Clin Biochem, 2005. **38**(5): p. 492-4.
106. Wendt, K.D., et al., *Behavioral assessment in mouse models of neuronal ceroid lipofuscinosis using a light-cued T-maze.* Behav Brain Res, 2005. **161**(2): p. 175-82.
107. Zhang, Z., et al., *Palmitoyl-protein thioesterase gene expression in the developing mouse brain and retina: implications for early loss of vision in infantile neuronal ceroid lipofuscinosis.* Gene, 1999. **231**(1-2): p. 203-11.
108. Cooper, J.D., Gupta P, Bible E, Hofmann S, *Profound loss of GABAergic interneurons in the PPT1 knockout mouse model of infantile neuronal ceroid lipofuscinosis.* Neuropathol Appl Neurobiol, 2002. **28**:: p. 158-159.
109. Bible, E., et al., *Regional and cellular neuropathology in the palmitoyl protein thioesterase-1 null mutant mouse model of infantile neuronal ceroid lipofuscinosis.* Neurobiol Dis, 2004. **16**(2): p. 346-59.
110. Lei, B., et al., *Ocular phenotype in a mouse gene knockout model for infantile neuronal ceroid lipofuscinosis.* J Neurosci Res, 2006. **84**(5): p. 1139-49.
111. Griffey, M., et al., *Adeno-associated virus 2-mediated gene therapy decreases autofluorescent storage material and increases brain mass in a murine model of infantile neuronal ceroid lipofuscinosis.* Neurobiol Dis, 2004. **16**(2): p. 360-9.
112. Seeliger, M., et al., *[Juvenile neuronal ceroid lipofuscinosis (Batten-Mayou) disease. Ophthalmologic diagnosis and findings].* Ophthalmologe, 1997. **94**(8): p. 557-62.
113. Hofmann, S.L., et al., *Genotype-phenotype correlations in neuronal ceroid lipofuscinosis due to palmitoyl-protein thioesterase deficiency.* Mol Genet Metab, 1999. **66**(4): p. 234-9.
114. Kohlschutter, A., R. Laabs, and M. Albani, *Juvenile neuronal ceroid lipofuscinosis (JNCL): quantitative description of its clinical variability.* Acta Paediatr Scand, 1988. **77**(6): p. 867-72.
115. Goebel, H.H., *The neuronal ceroid-lipofuscinoses.* Semin Pediatr Neurol, 1996. **3**(4): p. 270-8.
116. Jarvela, I., et al., *Clinical and magnetic resonance imaging findings in Batten disease: analysis of the major mutation (1.02-kb deletion).* Ann Neurol, 1997. **42**(5): p. 799-802.
117. Backman, M.L., et al., *Psychiatric symptoms of children and adolescents with juvenile neuronal ceroid lipofuscinosis.* J Intellect Disabil Res, 2005. **49**(Pt 1): p. 25-32.
118. Santavuori, P., et al., *Psychological symptoms and sleep disturbances in neuronal ceroid-lipofuscinoses (NCL).* J Inherit Metab Dis, 1993. **16**(2): p. 245-8.
119. Birch, D.G., *Retinal degeneration in retinitis pigmentosa and neuronal ceroid lipofuscinosis: An overview.* Mol Genet Metab, 1999. **66**(4): p. 356-66.
120. Eksandh, L.B., et al., *Full-field ERG in patients with Batten/Spielmeyer-Vogt disease caused by mutations in the CLN3 gene.* Ophthalmic Genet, 2000. **21**(2): p. 69-77.
121. Collins, J., et al., *Batten disease: features to facilitate early diagnosis.* Br J Ophthalmol, 2006. **90**(9): p. 1119-24.
122. Katz, M.L., et al., *A mouse gene knockout model for juvenile ceroid-lipofuscinosis (Batten disease).* J Neurosci Res, 1999. **57**(4): p. 551-6.
123. Greene, N.D., et al., *A murine model for juvenile NCL: gene targeting of mouse Cln3.* Mol Genet Metab, 1999. **66**(4): p. 309-13.
124. Sleat, D.E., et al., *Specific alterations in levels of mannose 6-phosphorylated glycoproteins in different neuronal ceroid lipofuscinoses.* Biochem J, 1998. **334 (Pt 3)**: p. 547-51.

125. Vesa, J. and L. Peltonen, *Mutated genes in juvenile and variant late infantile neuronal ceroid lipofuscinoses encode lysosomal proteins.* Curr Mol Med, 2002. **2**(5): p. 439-44.
126. Pontikis, C.C., et al., *Late onset neurodegeneration in the Cln3-/- mouse model of juvenile neuronal ceroid lipofuscinosis is preceded by low level glial activation.* Brain Res, 2004. **1023**(2): p. 231-42.
127. Sappington, R.M., D.A. Pearce, and D.J. Calkins, *Optic nerve degeneration in a murine model of juvenile ceroid lipofuscinosis.* Invest Ophthalmol Vis Sci, 2003. **44**(9): p. 3725-31.
128. Seigel, G.M., et al., *Retinal pathology and function in a Cln3 knockout mouse model of juvenile Neuronal Ceroid Lipofuscinosis (batten disease).* Mol Cell Neurosci, 2002. **19**(4): p. 515-27.
129. Messer, A., K. Manley, and J.A. Plummer, *An early-onset congenic strain of the motor neuron degeneration (mnd) mouse.* Mol Genet Metab, 1999. **66**(4): p. 393-7.
130. Teixeira, C.A., et al., *Novel mutations in the CLN6 gene causing a variant late infantile neuronal ceroid lipofuscinosis.* Hum Mutat, 2003. **21**(5): p. 502-8.
131. Zhong, N.A., et al., *Molecular diagnosis of and carrier screening for the neuronal ceroid lipofuscinoses.* Genet Test, 2000. **4**(3): p. 243-8.
132. Dolman, C.L., P.M. McLeod, and E.C. Chang, *Lymphocytes and urine in ceroid lipofuscinosis.* Arch Pathol Lab Med, 1980. **104**(9): p. 487-90.
133. Wisniewski, K.E., et al., *Rapid detection of subunit c of mitochondrial ATP synthase in urine as a diagnostic screening method for neuronal ceroid-lipofuscinoses.* Am J Med Genet, 1995. **57**(2): p. 246-9.
134. Rapola, J., et al., *Prenatal diagnosis of variant late infantile neuronal ceroid lipofuscinosis (vLINCL[Finnish]; CLN5).* Prenat Diagn, 1999. **19**(7): p. 685-8.
135. Lake, B.D., Young E.P., Winchester B.G., *Prenatal diagnosis of lysosomal storage diseases.* Brain Pathol, 1998. **8**:: p. 133-149.
136. Lonnqvist, T., et al., *Hematopoietic stem cell transplantation in infantile neuronal ceroid lipofuscinosis.* Neurology, 2001. **57**(8): p. 1411-6.
137. Lake, B.D., et al., *Bone marrow transplantation in Batten disease (neuronal ceroid-lipofuscinosis). Will it work? Preliminary studies on coculture experiments and on bone marrow transplant in late infantile Batten disease.* Am J Med Genet, 1995. **57**(2): p. 369-73.
138. Griffey, M., et al., *AAV2-mediated ocular gene therapy for infantile neuronal ceroid lipofuscinosis.* Mol Ther, 2005. **12**(3): p. 413-21.
139. Mole, S., *NCL Resource.* 2007. www.ucl.ac.uk/ncl.
140. Griffey, M.A., et al., *CNS-directed AAV2-mediated gene therapy ameliorates functional deficits in a murine model of infantile neuronal ceroid lipofuscinosis.* Mol Ther, 2006. **13**(3): p. 538-47.
141. Fishman, G.A., *Electrophysiology and inherited retinal disorders.* Doc Ophthalmol, 1985. **60**(2):: p. 107-19.
142. Fishman, G.A., *The Electroretinogram. In: Fishman G.A., Birch D.G., Holder G E., Brigell M.G. (Eds.) Electrophysiologic Testing in Disorders of the Retina, Optic Nerve, and Visual Pathway. The Foundation of the American Academy of Ophthalmology, San Francisco, CA: 1-155.* 2001.
143. Chattopadhyay, S., et al., *Altered gene expression in the eye of a mouse model for batten disease.* Invest Ophthalmol Vis Sci, 2004. **45**(9): p. 2893-905.
144. Luiro, K., et al., *Batten disease (JNCL) is linked to disturbances in mitochondrial, cytoskeletal, and synaptic compartments.* J Neurosci Res, 2006. **84**(5): p. 1124-38.

145. Alexandridis E, K.H., *Physiologie und Untersuchungsmethodik der visuellen Elektropotentiale. In: Alexandridis E., Krastel H., editors. Elektrodiagnostik in der Ophthalmologie.* 1997, Berlin, Heidelberg: Springer,. 3-50.
146. Dewar, J., *The physiologic action of light.* Nature, 1877. **15**:: p. 433-435.
147. W. Einthoven, W.J., *The form and magnitude of the electrical response of the eye to stimulation by light at various intensities.* Quart J Exp Physiol, 1908. **1**:: p. 373-416.
148. Stockton R.A., S.M.M., *B-wave of the electroretinogram: a reflection of bipolar cell activity.* J Gen Physiol, 1989. **93**:: p. 101-122.
149. Witkovski, P., *Slow P-III component of the carp electriretinogram.* J Gen Physiol, 1975. **65**:: p. 119-134.
150. Klinke R., S.S., *Sehsystem. In: Lehrbuch der Physiologie. Stuttgart. Thieme.* 2001: p. 606-644.
151. B.J. Katz, Z.X., J. Zheng, B. Oakley, *PII component of the toad electroretinogram.* J Neurophysiol, 1992. **68(1)**:: p. 333-41.
152. R. Wen, B.O., *K(+)-evoked Mueller cell depolarization generates b-wave of electroretinogram in toad retina.* Proc Natl Acad Sci U S A, 1990. **87(6)**:: p. 2117-21.
153. Dowling, J.E., *Organization of vertebrate retinas.* Invest Ophthalmol, 1970. **9**:: p. 655-680.
154. Sieving, P.A., *'Unilateral cone dystrophy': ERG changes implicate abnormal signaling by hyperpolarizing bipolar and/or horizontal cells.* Trans Am Ophthalmol Soc, 1994. **92**: p. 459-71; discussion 471-4.
155. Ruether, K., Kellner U, *Inner Retinal Function in Hereditary Retinal Dystrophies.* Acta Anat 1998. **162**: p. 169-77.
156. J. Karowski, M.H.C., L.M. Proenza, *Laminar separation of light-evoked K+flux and field potentials in frog retina.* Invest Ophthalmol Vis Sci, 1978. **17(7)**:: p. 678-82.
157. H. Krastel, W.J., A. Spiegelberg, *x-chromosomale Hemeralopie: Klinik und Elektrophysiologie einschliesslich Gleichspannungs-ERG bei zwei Familien.* Graefes Arch Clin Exp Ophthalmol, 1979. **210**:: p. 55-64.
158. Textorius, O., *The c-wave of the human electroretinogram in central artery occlusion.* Acta Ophthalmol 1978. **56**:: p. 827-836.
159. W.A. Cobb, H.B.M., *A new component of the human electroretinogram.* J Physiol, 1954. **123**:: p. 36P-37P.
160. Yonemura, D., *The oscillatory potential of the electroretinogram.* Acta Soc Ophthalmol Jpn, 1962. **66**:: p. 1566-1584.
161. P. Speros, J.P., *Oscillatory potentials: history, techniques and potential use in the evaluation of disturbances of the retinal circulation.* Surv Ophthalmol, 1981. **25**:: p. 237-252.
162. N.S. Peachey, K.R.A., G.A. Fishman, *Rod and cone system contributions to oscillatory potentials: an explanation for the conditioning flash effect.* Vision Res, 1987. **27**:: p. 859-866.
163. S. Korol, P.M.L., U. Englert et al., *In vivo effects of glycine on retinal ultrastructure and averaged electroretinograms.* Brain Res, 1975. **97**:: p. 235-251.
164. T. Hirose, E.W., A. Hara, *Electrophysiological and psychophysical studies in congenital retinoschisis of X-linked recessive inheritance.* Doc Ophthalmol Proc Series, 1977. **13**:: p. 173-184.
165. J. Miyake, K.Y., M. Hiriguchi, et al., *Congenital stationary night blindness with negative electroretinogram: a new classification.* Arch Ophthalmol, 1986. **104**:: p. 1013-1020.
166. Y. Kubota, S.K., *ERG of Behcet's disease and its diagnostic significance.* Doc Ophthalmol Proc Series, 1980. **23**:: p. 91-93.

167. Trifonov, Y.A., *Study of synaptic transmission between the photoreceptor and the horizontal cell using electrical stimulation of the retina.* Biofizika, 1968. **10**: p. 673-680.
168. Dowling, J.E., *The Retina: an approachable part of the brain.* The Belknap Press, Harvard University Press, Cambridge, Massachusetts., 1987.
169. Massey, S.C., *Cell types using glutamate as a neurotransmitter in the vertebrate retina.* Progress in Retinal Research, 1990. **9**: p. 399-425.
170. Masu, M., et al., *Specific deficit of the ON response in visual transmission by targeted disruption of the mGluR6 gene.* Cell, 1995. **80**(5): p. 757-65.
171. Euler T., S.H., WÃ¤ssle H., *Glutamate responses of bipolar cells in a slice preparation of the rat retina.* J Neurosci, 1996. **16**(9):: p. 2934-44.
172. Evers H.U., G.P., *Three cone mechanisms in the primate electroretinogram: two with, one without off-center bipolar responses.* Vision Res, 1986. **26**(2):: p. 245-54.
173. Nawy S., J.C.E., *Suppression by glutamate of cGMP-activated conductance in retinal bipolar cells.* Nature, 1990. **346**(6281):: p. 269-71.
174. Nawy S., J.C.E., *cGMP-gated conductance in retinal bipolar cells is suppressed by the photoreceptor transmitter.* Neuron, 1991. **7**(4):: p. 677-83.
175. Yamashita M., W.s.H., *Responses of rod bipolar cells isolated from the rat retina to the glutamate agonist 2-amino-4-phosphonobutyric (APB).* J Neurosci, 19991. **11**(8):: p. 2372-82.
176. Werblin, F., *Synaptic connections, receptive fields, and patterns of activity in the tiger salamander retina.* Investigative Ophthalmology and Visual Science, 1991(32:): p. 459-483.
177. Werblin, F.S., and Dowling, J.E., *Organization of the retina of the mudpuppy, Necturus maculosus. II. Intracellular recording.* Journal of Neurophysiology, 1969(32:): p. 339-355.
178. Famiglietti E.J., K.H., *A bistratified amacrine cell and synaptic circuity in the inner plexiforme layer of the retina.* Brain Res, 1975. **84**:: p. 293-300.
179. Pourcho R.G., G.D.J., *A combined Golgi and autoradiographic study of (3H)glycine-accumulating amacrine cells in the cat retina.* J Comp Neurol, 1985. **233**:: p. 473-80.
180. Smith R.G., F.M.A., Sterling P., *Microcircuitry of the dark-adapted cat retina: functional architecture of the rod-cone network.* J Neurosci, 1986. **6**(12):: p. 3505-17.
181. Hack I., P.L., BrandstÃ¤tter J.H., *An alternative pathway for rod signals in the rodent retina: Rod photoreceptors, cone bipolar cells, and the localization of glutamate receptors.* Proc Natl Acad Sci U S A, 1999. **96**(24):: p. 14130-5.
182. Hattar S, L.H., Takao M, Berson DM, Yau KW, *Melanopsin-containing retinal ganglion cells: architecture, projections, and intrinsic photosensitivity.* Science, 2002. **295**:: p. 1065-1070.
183. Panda S, P.I., Tu DC, Pires SS, Rollag MD, Castrucci AM, Pletcher MT, Sato TK, Wiltshire T, Andahazy M, Kay SA, Van Gelder RN, Hogenesch JB, *Melanopsin is required for non-image-forming photic responses in blind mice.* Science, 2003. **301**:: p. 525-527.
184. Foster, R., *Neurobiology: bright blue times.* Nature, 2005. **433**:: p. 698-699.
185. Grozdanic S, B.D., Allbaugh RA et al., *Characterization of the pupil light reflex, electroretinogram and tonometric parameters in healthy mouse eyes.* Curr Eye Res., 2003. **26**:: p. 371-378.
186. Penessi ME, L.A., Pugh EN *Extreme Responsiveness of the Pupil of the Dark-Adapted Mouse to Steady Retinal Illumination.* Invest Ophthalmol Vis Sci, 1998. **39**:: p. 2148-2156.
187. Aleman TS, J.S., Chico JD, Scott ML, Cheung AY, Windsor EA, Furushima M, Redmond TM, Bennett J, Palczewski K, Cideciyan AV, *Impairment of the transient*

pupillary light reflex in Rpe65(-/-) mice and humans with leber congenital amaurosis. Invest Ophthalmol Vis Sci, 2004. **45:**: p. 1259-1271.

188. Lucas RJ, H.S., Takao M, Berson DM, Foster RG, Yau KW, *Diminished pupillary light reflex at high irradiances in melanopsin-knockout mice.* Science, 2003. **299:**: p. 245-247.

189. Lurie M, M.M., *Similarities between the c-wave and slow PIII in the rabbit eye.* Invest Ophthalmol Vis Sci, 1980. **19(9)**: p. 1113-7.

190. Oakley, B., 2nd and D.G. Green, *Correlation of light-induced changes in retinal extracellular potassium concentration with c-wave of the electroretinogram.* J Neurophysiol, 1976. **39**(5): p. 1117-33.

191. Tomita, T., *Electrophysiological studies of retinal cell function.* Invest Ophthalmol, 1976. **15(3)**: p. 171-87.

192. Jeon CJ, S.E., Masland RH, *The Major Cell Populations of the Mouse Retina.* J Neurosci, 1998. **18(21)**: p. 8936-8946.

193. Katz ML, J.G., Tullis GE, Lei B, *Phenotypic characterization of a mouse model of juvenile neuronal ceroid lipofuscinosis.* Neurobiol Dis, 2008. **29**: p. 242-253.

194. Bensaoula, T., et al., *Histopathologic and immunocytochemical analysis of the retina and ocular tissues in Batten disease.* Ophthalmology, 2000. **107**(9): p. 1746-53.

195. Goebel, H.H., *Retina in various animal models of neuronal ceroid-lipofuscinosis.* Am J Med Genet, 1992. **42**(4): p. 605-8.

196. Ruther, K., A. Gal, and A. Kohlschutter, *[The role of the ophthalmologist in the management of juvenile neuronal ceroid lipofuscinosis].* Klin Monatsbl Augenheilkd, 2006. **223**(6): p. 542-4.

197. Wilkinson, M.E., *Ceroid lipofuscinosis, neuronal 3, Juvenile-Batten disease: case report and literature review.* Optometry, 2001. **72**(11): p. 724-8.

198. Taratuto AL, S.M., Sevlever G et al., *Childhood Neuronal Ceroid-Lipofuscinoses in Argentina.* Am J Med Genet, 1995. **57**: p. 144-149.

199. de los Reyes, E., et al., *Profound infantile neuroretinal dysfunction in a heterozygote for the CLN3 genetic defect.* J Child Neurol, 2004. **19**(1): p. 42-6.

200. Beckerman, B.L. and I. Rapin, *Ceroid lipofuscinosis.* Am J Ophthalmol, 1975. **80**(1): p. 73-7.

201. Goebel, H.H., J.D. Fix, and W. Zeman, *The fine structure of the retina in neuronal ceroid-lipofuscinosis.* Am J Ophthalmol, 1974. **77**(1): p. 25-39.

202. Spalton, D.J., *Juvenile Batten's disease: an ophthalmological assessment of 26 patients.* British Journal of Ophthalmology, 1980. **64,**: p. 726-732.

203. Tang, M., et al., *ERG abnormalities in relation to histopathologic findings in vitiligo mutant mice.* Exp Eye Res, 1997. **65**(2): p. 215-22.

Abbildungsverzeichnis

Abb. 1: Die unterschiedliche Feinstruktur des Speichermaterials bei den verschiedenen Formen der NCLF; A) Granuläre Lipopigmente (GROD), B) Curvileanares Profil, C) Fingerprint-Profile, D) Rektilineare Einschlüsse.

Abb. 2: Komponenten des ERG.

Abb. 3: Schematische Darstellung der Netzhautzellen und ihrer synaptischen Verbindungen.

Abb. 4: Histologisches Bild eines Netzhautquerschnitts.

Abb. 5: Versuchsaufbau (schematisch).

Abb. 6: Amplituden der A- und B-Welle.

Abb. 7: Markerpositionierung (X) bei der C-Welle des ERG bei den Originalkurven einer CLN3$^{\Delta ex7/8}$-KI-Maus.

Abb. 8: Markerpositionierung (X) bei den skotopischen Ableitungen des ERG bei den Originalkurven einer CLN1-WT-Maus.

Abb. 9: Markerpositionierung (X) bei den photopischen Ableitungen des ERG bei den Originalkurven einer CLN3$^{\Delta ex7/8}$-KI-Maus.

Abb. 10: Markerpositionierung (X) bei der A-Welle des ERG bei den Originalkurven einer CLN3$^{\Delta ex7/8}$-KI-Maus.

Abb. 11: Markerpositionierung (X) bei den Oszillatorischen Potentialen des ERG bei den Originalkurven einer CLN3$^{\Delta ex7/8}$-KI-Maus

Abb. 12: Hinsichtlich des Nullpunkts normierte, gemittelte Kurven des skotopischen ERG bei 10 mcds/m² (1) und 3000 mcds/m² (2), der C-Welle bei 252 cd/m² (3), der A-Welle bei 30 cds/m² (4) sowie des photopischen ERG bei 25 cds/m² (5) und Oszillatorische Potentiale bei 2,5 cds/m² (6). Linie: CLN1, Alter: 1 Monat (rote Kurve = KO, schwarze Kurve = WT).

Abb. 13: Säulendiagramm der gemittelten Amplituden der skotopischen B-Welle der 1 Monat alten CLN1-KO-Tiere und der Wildtypen (WT); Die Marker entsprechen den Standardabweichungen.

Abb. 14: Säulendiagramme der gemittelten Amplituden der OP, C-Welle, der Zapfenantworten und der skotopischen A-Welle der 1 Monat alten CLN1-KO-Tiere und der Wildtypen (WT); die Marker entsprechen den Standardabweichungen.

Abb. 15: Hinsichtlich des Nullpunkts normierte, gemittelte Kurven des skotopischen ERG bei 10 mcds/m² (1) und 3000 mcds/m² (2), der C-Welle bei 252 cd/m² (3), der A-Welle bei 30 cds/m² (4) sowie des photopischen ERG bei 25 cds/m² (5) und Oszillatorische Potentiale bei 2,5 cds/m² (6). Linie: CLN1, Alter: 2 Monate (rote Kurve = KO, schwarze Kurve = WT).

Abb. 16: Säulendiagramm der gemittelten Amplituden der skotopischen B-Welle der 2 Monate alten CLN1-KO-Tiere und der Wildtypen (WT); Die Marker entsprechen den Standardabweichungen.

Abb. 17: Säulendiagramme der gemittelten Amplituden der OP, C-Welle, der Zapfenantworten und der skotopischen A-Welle der 2 Monate alten CLN1-KO-Tiere und der Wildtypen (WT); die Marker entsprechen den Standardabweichungen.

Abb. 18: Hinsichtlich des Nullpunkts normierte, gemittelte Kurven des skotopischen ERG bei 10 mcds/m² (1) und 3000 mcds/m² (2), der C-Welle bei 252 cd/m² (3), der A-Welle bei 30 cds/m² (4) sowie des photopischen ERG bei 25 cds/m² (5) und Oszillatorische Potentiale bei 2,5 cds/m² (6). Linie: CLN1, Alter: 4 Monate (rote Kurve = KO, schwarze Kurve = WT).

Abb. 19: Säulendiagramm der gemittelten Amplituden der skotopischen B-Welle der 4 Monate alten CLN1-KO-Tiere und der Wildtypen (WT); Die Marker entsprechen den Standardabweichungen.

Abb. 20: Säulendiagramm der gemittelten Amplituden der OP, C-Welle, der Zapfenantworten und der skotopischen A-Welle der 4 Monate alten CLN1-KO-Tiere und der Wildtypen (WT); die Marker entsprechen den Standardabweichungen.

Abb. 21: Hinsichtlich des Nullpunkts normierte, gemittelte Kurven des skotopischen ERG bei 10 mcds/m² (1) und 3000 mcds/m² (2), der C-Welle bei 252 cd/m² (3), der A-Welle bei 30 cds/m² (4) sowie des photopischen ERG bei 25 cds/m² (5) und Oszillatorische Potentiale bei 2,5 cds/m² (6). Linie: CLN1, Alter: 6 Monate (rote Kurve = KO, schwarze Kurve = WT).

Abb. 22: Säulendiagramm der gemittelten Amplituden der skotopischen B-Welle der 6 Monate alten CLN1-KO-Tiere und der Wildtypen (WT); Die Marker entsprechen den Standardabweichungen.

Abb. 23: Säulendiagramm der gemittelten Amplituden der OP, C-Welle, der Zapfenantworten und der skotopischen A-Welle der 6 Monate alten CLN1-KO-Tiere und der Wildtypen (WT); die Marker entsprechen den Standardabweichungen.

Abb. 24: Hinsichtlich des Nullpunkts normierte, gemittelte Kurven des skotopischen ERG bei 10 mcds/m² (1) und 3000 mcds/m² (2), der C-Welle bei 252 cd/m² (3), der A-Welle bei 30 cds/m² (4) sowie des photopischen ERG bei 25 cds/m² (5) und Oszillatorische Potentiale bei 2,5 cds/m² (6). Linie: CLN1, Alter: 8 Monate (rote Kurve = KO, schwarze Kurve = WT).

Abb. 25: Säulendiagramm der gemittelten Amplituden der skotopischen B-Welle der 8 Monate alten CLN1-KO-Tiere und der Wildtypen (WT); Die Marker entsprechen den Standardabweichungen.

Abb. 26: Säulendiagramm der gemittelten Amplituden der OP, C-Welle, der Zapfenantworten und der skotopischen A-Welle der 8 Monate alten CLN1-KO-Tiere und der Wildtypen (WT); die Marker entsprechen den Standardabweichungen.

Abb. 27: Relative Pupillengröße der CLN1-KO-Tiere sowie der Wildtypen (WT) im Alter von 2 Monaten; die Marker entsprechen den Standardabweichungen.

Abb. 28: Relative Pupillengröße der CLN1-KO-Tiere sowie der Wildtypen (WT) im Alter von 4,5 Monaten; die Marker entsprechen den Standardabweichungen.

Abb. 29:	Relative Pupillengröße der CLN1-KO-Tiere sowie der Wildtypen (WT) im Alter von 6-7 Monaten; die Marker entsprechen den Standardabweichungen.
Abb. 30:	Fundusfoto bei PPT1-KO-Maus mit 7 Monaten.
Abb. 31:	Fundusfoto bei PPT1-Maus (WT) mit 7 Monaten.
Abb. 32:	Fluoreszenzangiografie bei PPT1-KO-Maus mit 7 Monaten.
Abb. 33:	Fluoreszenzangiografie bei PPT1-Maus (WT) mit 7 Monaten.
Abb. 34:	Hinsichtlich des Nullpunkts normierte, gemittelte Kurven des skotopischen ERG bei 10 mcds/m² (1) und 3000 mcds/m² (2), der C-Welle bei 252 cd/m² (3), der A-Welle bei 30 cds/m² (4) sowie des photopischen ERG bei 25 cds/m² (5) und Oszillatorische Potentiale bei 2,5 cds/m² (6). Linie: CLN3, Alter: 1 Monat (rote Kurve = KO, schwarze Kurve = WT).
Abb. 35:	Säulendiagramm der gemittelten Amplituden der skotopischen B-Welle der 1 Monat alten CLN3$^{\Delta ex7/8}$-KI-Tiere und der Wildtypen (WT); Die Marker entsprechen den Standardabweichungen.
Abb. 36:	Säulendiagramm der gemittelten Amplituden der OP, C-Welle, der Zapfenantworten und der skotopischen A-Welle der 1 Monat alten CLN3$^{\Delta ex7/8}$-KI-Tiere und der Wildtypen (WT); die Marker entsprechen den Standardabweichungen.
Abb. 37:	Hinsichtlich des Nullpunkts normierte, gemittelte Kurven des skotopischen ERG bei 10 mcds/m² (1) und 3000 mcds/m² (2), der C-Welle bei 252 cd/m² (3), der A-Welle bei 30 cds/m² (4) sowie des photopischen ERG bei 25 cds/m² (5) und Oszillatorische Potentiale bei 2,5 cds/m² (6). Linie: CLN3, Alter: 5 Monate (rote Kurve = KO, schwarze Kurve = WT).
Abb. 38:	Säulendiagramm der gemittelten Amplituden der skotopischen B-Welle der 5 Monate alten CLN3$^{\Delta ex7/8}$-KI-Tiere und der Wildtypen (WT); Die Marker entsprechen den Standardabweichungen.
Abb. 39:	Säulendiagramm der gemittelten Amplituden der OP, C-Welle, der Zapfenantworten und der skotopischen A-Welle der 5 Monate alten CLN3$^{\Delta ex7/8}$-KI-Tiere und der Wildtypen (WT); die Marker entsprechen den Standardabweichungen.
Abb. 40:	Hinsichtlich des Nullpunkts normierte, gemittelte Kurven des skotopischen ERG bei 10 mcds/m² (1) und 3000 mcds/m² (2), der C-Welle bei 252 cd/m² (3), der A-Welle bei 30 cds/m² (4) sowie des photopischen ERG bei 25 cds/m² (5) und Oszillatorische Potentiale bei 2,5 cds/m² (6). Linie: CLN3, Alter: 9 Monate (rote Kurve = KO, schwarze Kurve = WT).
Abb. 41:	Säulendiagramm der gemittelten Amplituden der skotopischen B-Welle der 9 Monate alten CLN3$^{\Delta ex7/8}$-KI-Tiere und der Wildtypen (WT); Die Marker entsprechen den Standardabweichungen.
Abb. 42:	Säulendiagramm der gemittelten Amplituden der OP, C-Welle, der Zapfenantworten und der skotopischen A-Welle der 9 Monate alten CLN3$^{\Delta ex7/8}$-KI-Tiere und der Wildtypen (WT); die Marker entsprechen den Standardabweichungen.
Abb. 43:	Hinsichtlich des Nullpunkts normierte, gemittelte Kurven des skotopischen ERG bei 10 mcds/m² (1) und 3000 mcds/m² (2), der C-Welle bei 252 cd/m² (3), der A-Welle bei 30 cds/m² (4) sowie des photopischen ERG bei 25 cds/m² (5) und Oszillatorische Potentiale bei

	2,5 cds/m² (6). Linie: CLN3, Alter: 12 Monate (rote Kurve = KO, schwarze Kurve = WT).
Abb. 44:	Säulendiagramm der gemittelten Amplituden der skotopischen B-Welle der 12 Monate alten CLN3$^{\Delta ex7/8}$-KI-Tiere und der Wildtypen (WT); Die Marker entsprechen den Standardabweichungen.
Abb. 45:	Säulendiagramm der gemittelten Amplituden der OP, C-Welle, der Zapfenantworten und der skotopischen A-Welle der 12 Monate alten CLN3$^{\Delta ex7/8}$-KI-Tiere und der Wildtypen (WT); die Marker entsprechen den Standardabweichungen.
Abb. 46:	Hinsichtlich des Nullpunkts normierte, gemittelte Kurven des skotopischen ERG bei 10 mcds/m² (1) und 3000 mcds/m² (2), der C-Welle bei 252 cd/m² (3), der A-Welle bei 30 cds/m² (4) sowie des photopischen ERG bei 25 cds/m² (5) und Oszillatorische Potentiale bei 2,5 cds/m² (6). Linie: CLN3, Alter: 16 Monate (rote Kurve = KO, schwarze Kurve = WT).
Abb. 47:	Säulendiagramm der gemittelten Amplituden der skotopischen B-Welle der 16 Monate alten CLN3$^{\Delta ex7/8}$-KI-Tiere und der Wildtypen (WT); Die Marker entsprechen den Standardabweichungen.
Abb. 48:	Säulendiagramm der gemittelten Amplituden der OP, C-Welle, der Zapfenantworten und der skotopischen A-Welle der 16 Monate alten CLN3$^{\Delta ex7/8}$-KI-Tiere und der Wildtypen (WT); die Marker entsprechen den Standardabweichungen.
Abb. 49:	Relative Pupillengröße der CLN3$^{\Delta ex7/8}$-KI-Tiere sowie der Wildtypen (WT) im Alter von 9 Monaten; die Marker entsprechen den Standardabweichungen.
Abb. 50:	Relative Pupillengröße der CLN3$^{\Delta ex7/8}$-KI-Tiere sowie der Wildtypen (WT) im Alter von 16 Monaten; die Marker entsprechen den Standardabweichungen.
Abb. 51:	Fundusfoto bei CLN3$^{\Delta ex7/8}$-KI-Maus im Alter von 7 Monaten.
Abb. 52:	Fundusfoto bei CLN3-Maus (WT) im Alter von 7 Monaten.
Abb. 53:	Fluoreszenzangiografie bei CLN3$^{\Delta ex7/8}$-KI-Maus im Alter von 7 Monaten.
Abb. 54:	Fluoreszenzangiografie bei CLN3-Maus (WT) im Alter von 7 Monaten.
Abb. 55:	Hinsichtlich des Nullpunkts normierte, gemittelte Kurven des skotopischen ERG bei 10 mcds/m² (1) und 3000 mcds/m² (2), der C-Welle bei 252 cd/m² (3), der A-Welle bei 30 cds/m² (4) sowie des photopischen ERG bei 25 cds/m² (5) und Oszillatorische Potentiale bei 2,5 cds/m² (6). Linie: CLN6, Alter: 1,5 Monate (rote Kurve = KO, schwarze Kurve = WT).
Abb. 56:	Säulendiagramm der gemittelten Amplituden der skotopischen B-Welle der 1,5 Monate alten CLN6-KO-Tiere und der Wildtypen (WT); Die Marker entsprechen den Standardabweichungen.
Abb. 57:	Säulendiagramm der gemittelten Amplituden der OP, C-Welle, der Zapfenantworten und der skotopischen A-Welle der 1,5 Monate alten CLN6-KO-Tiere und der Wildtypen (WT); die Marker entsprechen den Standardabweichungen.
Abb. 58:	Hinsichtlich des Nullpunkts normierte, gemittelte Kurven des skotopischen ERG bei 10 mcds/m² (1) und 3000 mcds/m² (2), der C-Welle bei 252 cd/m² (3), der A-Welle bei 30 cds/m² (4) sowie des photopischen ERG bei 25 cds/m² (5) und Oszillatorische Potentiale bei 2,5 cds/m² (6). Linie: CLN6, Alter: 4 Monate (rote Kurve = KO, schwarze Kurve = WT).

Abb. 59:	Säulendiagramm der gemittelten Amplituden der skotopischen B-Welle der 4 Monate alten CLN6-KO-Tiere und der Wildtypen (WT); Die Marker entsprechen den Standardabweichungen.
Abb. 60:	Säulendiagramm der gemittelten Amplituden der OP, C-Welle, der Zapfenantworten und der skotopischen A-Welle der 4 Monate alten CLN6-KO-Tiere und der Wildtypen (WT); die Marker entsprechen den Standardabweichungen.
Abb. 61:	Hinsichtlich des Nullpunkts normierte, gemittelte Kurven des skotopischen ERG bei 10 mcds/m² (1) und 3000 mcds/m² (2), der C-Welle bei 252 cd/m² (3), der A-Welle bei 30 cds/m² (4) sowie des photopischen ERG bei 25 cds/m² (5) und Oszillatorische Potentiale bei 2,5 cds/m² (6). Linie: CLN6, Alter: 8 Monate (rote Kurve = KO, schwarze Kurve = WT).
Abb. 62:	Säulendiagramm der gemittelten Amplituden der skotopischen B-Welle der 8 Monate alten CLN6-KO-Tiere und der Wildtypen (WT); Die Marker entsprechen den Standardabweichungen.
Abb. 63:	Säulendiagramm der gemittelten Amplituden der OP, C-Welle, der Zapfenantworten und der skotopischen A-Welle der 8 Monate alten CLN6-KO-Tiere und der Wildtypen (WT); die Marker entsprechen den Standardabweichungen.
Abb. 64:	Hinsichtlich des Nullpunkts normierte, gemittelte Kurven des skotopischen ERG bei 10 mcds/m² (1) und 3000 mcds/m² (2), der C-Welle bei 252 cd/m² (3), der A-Welle bei 30 cds/m² (4) sowie des photopischen ERG bei 25 cds/m² (5) und Oszillatorische Potentiale bei 2,5 cds/m² (6). Linie: CLN6, Alter: 12 Monate (rote Kurve = KO, schwarze Kurve = WT).
Abb. 65:	Säulendiagramm der gemittelten Amplituden der skotopischen B-Welle der 12 Monate alten CLN6-KO-Tiere und der Wildtypen (WT); Die Marker entsprechen den Standardabweichungen.
Abb. 66:	Säulendiagramm der gemittelten Amplituden der OP, C-Welle, der Zapfenantworten und der skotopischen A-Welle der 12 Monate alten CLN6-KO-Tiere und der Wildtypen (WT); die Marker entsprechen den Standardabweichungen.
Abb. 67:	Relative Pupillengröße der CLN6-KO-Tiere sowie der Wildtypen (WT) im Alter von 6 Monaten; die Marker entsprechen den Standardabweichungen.
Abb. 68:	Fundusfoto bei NCLF-KO-Maus im Alter von 6 Monaten.
Abb. 69:	Fundusfoto bei NCLF-Maus (WT) im Alter von 6 Monaten.
Abb. 70:	Fluoreszenzangiografie bei NCLF-KO-Maus im Alter von 6 Monaten.
Abb. 71:	Fluoreszenzangiografie einer 7 Monate alten WT-Kontrollmaus.

Tabellenverzeichnis

Tab. 1:	Klassifizierung der NCLF.
Tab. 2:	Anzahl der Versuchstiere CLN1-KO und WT.
Tab. 3:	Anzahl der Versuchstiere CLN3$^{\Delta ex7/8}$-KI und WT.
Tab. 4:	Anzahl der Versuchstiere CLN6-KO und WT.
Tab. 5:	Ableitprotokoll skotopisches ERG.
Tab. 6:	Ableitprotokoll Oszillatorische Potentiale (OP).
Tab. 7:	Anzahl der Versuchstiere CLN1-KO und WT.
Tab. 8:	Anzahl der Versuchstiere CLN3$^{\Delta ex7/8}$-KI-Tiere und WT.
Tab. 9:	Anzahl der Versuchstiere CLN6-KO und WT.
Tab. 10:	Amplituden und p-Werte der skotopischen B-Welle der 2 Monate alten CLN1-KO-Tiere und der Wildtypen.
Tab. 11:	Amplituden und p-Werte der skotopischen B-Welle der 4 Monate alten CLN1-KO-Tiere und der Wildtypen.
Tab. 12:	Amplituden und p-Werte der skotopischen A-Welle der 4 Monate alten CLN1-KO-Tiere und der Wildtypen.
Tab. 13:	Amplituden und p-Werte der Ozillatorischen Potentiale und der Zapfenantworten der 4 Monate alten CLN1-KO-Tiere und der Wildtypen.
Tab. 14:	Amplituden und p-Werte der skotopischen B-Welle der 6 Monate alten CLN1-KO-Tiere und der Wildtypen.
Tab. 15:	Amplituden und p-Werte der skotopischen A-Welle der 6 Monate alten CLN1-KO-Tiere und der Wildtypen.
Tab. 16:	Amplituden und p-Werte der Ozillatorischen Potentiale und der Zapfenantworten der 6 Monate alten CLN1-KO-Tiere und der Wildtypen.
Tab. 17:	Amplituden und p-Werte der C-Welle der 6 Monate alten CLN1-KO-Tiere und der Wildtypen.
Tab. 18:	Amplituden und p-Werte der skotopischen B-Welle der 8 Monate alten CLN1-KO-Tiere und der Wildtypen.
Tab. 19:	Amplituden und p-Werte der skotopischen A-Welle der 8 Monate alten CLN1-KO-Tiere und der Wildtypen.
Tab. 20:	Amplituden und p-Werte der Ozillatorischen Potentiale und der Zapfenantworten der 8 Monate alten CLN1-KO-Tiere und der Wildtypen.
Tab. 21:	Amplituden und p-Werte der C-Welle der 8 Monate alten CLN1-KO-Tiere und der Wildtypen.
Tab. 22:	Amplituden und p-Werte der skotopischen A-Welle der 1 Monat alten CLN3$^{\Delta ex7/8}$-KI-Tiere und der Wildtypen.
Tab. 23:	Amplituden und p-Werte der C-Welle der 1 Monat alten CLN3$^{\Delta ex7/8}$-KI-Tiere und der Wildtypen.

Tab. 24: Amplituden und p-Werte der Ozillatorischen Potentiale der 5 Monate alten CLN3$^{\Delta ex7/8}$-KI-Tiere und der Wildtypen.
Tab. 25: Amplituden und p-Werte der Ozillatorischen Potentiale und der Zapfenantworten der 9 Monate alten CLN3$^{\Delta ex7/8}$-KI-Tiere und der Wildtypen.
Tab. 26: Amplituden und p-Werte der C-Welle der 9 Monate alten CLN3$^{\Delta ex7/8}$-KI-Tiere und der Wildtypen.
Tab. 27: Amplituden und p-Werte der skotopischen B-Welle der 12 Monate alten CLN3$^{\Delta ex7/8}$-KI-Tiere und der Wildtypen.
Tab. 28: Amplituden und p-Werte der Ozillatorischen Potentiale der 12 Monate alten CLN3$^{\Delta ex7/8}$-KI-Tiere und der Wildtypen.
Tab. 29: Amplituden und p-Werte der skotopischen B-Welle der 16 Monate alten CLN3$^{\Delta ex7/8}$-KI-Tiere und der Wildtypen.
Tab. 30: Amplituden und p-Werte der Ozillatorischen Potentiale und der Zapfenantworten der 16 Monate alten CLN3$^{\Delta ex7/8}$-KI-Tiere und der Wildtypen.
Tab. 31: Amplituden und p-Werte der C-Welle der 16 Monate alten CLN3$^{\Delta ex7/8}$-KI-Tiere und der Wildtypen.
Tab. 32: Amplituden und p-Werte der skotopischen A-Welle der 1 Monat alten CLN6-KO-Tiere und der Wildtypen.
Tab. 33: Amplituden und p-Werte der Ozillatorischen Potentiale der 1 Monat alten CLN6-KO-Tiere und der Wildtypen.
Tab. 34: Amplituden und p-Werte der skotopischen B-Welle der 4 Monate alten CLN6-KO-Tiere und der Wildtypen.
Tab. 35: Amplituden und p-Werte der skotopischen A-Welle der 4 Monate alten CLN6-KO-Tiere und der Wildtypen.
Tab. 36: Amplituden und p-Werte der Ozillatorischen Potentiale der 4 Monate alten CLN6-KO-Tiere und der Wildtypen.
Tab. 37: Amplituden und p-Werte der C-Welle der 4 Monate alten CLN6-KO-Tiere und der Wildtypen.
Tab. 38: Amplituden und p-Werte der skotopischen B-Welle der 8 Monate alten CLN6-KO-Tiere und der Wildtypen.
Tab. 39: Amplituden und p-Werte der skotopischen A-Welle der 8 Monate alten CLN6-KO-Tiere und der Wildtypen.
Tab. 40: Amplituden und p-Werte der Ozillatorischen Potentiale und der Zapfenantworten der 8 Monate alten CLN6-KO-Tiere und der Wildtypen.
Tab. 41: Amplituden und p-Werte der C-Welle der 8 Monate alten CLN6-KO-Tiere und der Wildtypen.
Tab. 42: Amplituden der skotopischen B-Welle der 12 Monate alten CLN6-KO-Tiere und der Wildtypen.
Tab. 43: Amplituden der skotopischen A-Welle der 12 Monate alten CLN6-KO-Tiere und der Wildtypen.
Tab. 44: Amplituden der Ozillatorischen Potentiale und der Zapfenantworten der 12 Monate alten CLN6-KO-Tiere und der Wildtypen.
Tab. 45: Amplituden der C-Welle der 12 Monate alten CLN6-KO-Tiere und der Wildtypen.

Glossar

Btn1	Battenin 1
CL	curvilinear
EEG	Elektroencephalogramm
EPMR	Progressive epilepsy with mental retardation
ER	endoplasmatisches Retikulum
ERG	Elektroretinographie/Elektroretinogramm
FAG	Fluoreszenzangiografie
FP	Fingerprint-Profile
GROD	granular osmiophilic deposits, granuläre Lipopigmente
INCL	infantile neuronal ceroid-lipofuscinosis, infantile neuronale Ceroidlipofuszinose
ipRGCs	melanopsin-containing intrinsically photosensitive retinal ganglion cells
ISI	Interstimulusintervall
JNCL	juvenile neuronal ceroid-lipofuscinosis, juvenile neuronale Ceroidlipofuszinose
KI	Knock-in
KO	Knock-out
LINCL	late infantile neuronal ceroid-lipofuscinosis, spät-infantile Ceroidlipofuszinose
mnd-Maus	motor-neuron-degeneration-Maus
NCLF	neuronale Ceroidlipofuszinose
OP	Oszillatorische Potentiale
PPT1	Palmitoylproteinthioesterase 1
RL	rectilinear
RPE	retinales Pigmentepithel
SAP	Sphingolipid Aktivatorprotein
TPP1	Tripeptidylpeptidase 1
vLINCL	variant late infantile neuronal ceroidlipofuscinosis
WT	Wildtyp

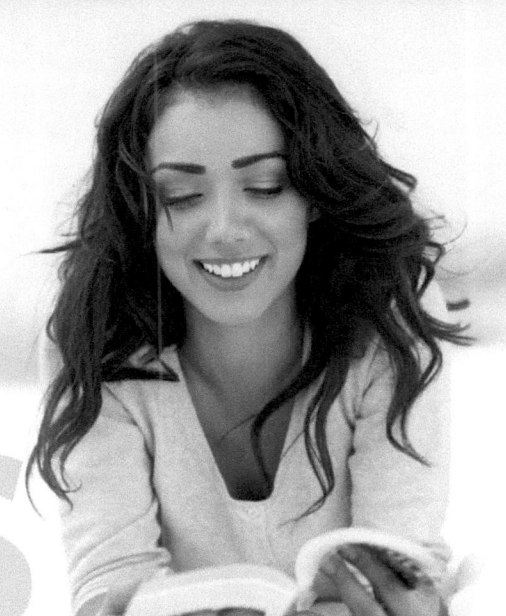

i want morebooks!

Buy your books fast and straightforward online - at one of world's fastest growing online book stores! Environmentally sound due to Print-on-Demand technologies.

Buy your books online at
www.get-morebooks.com

Kaufen Sie Ihre Bücher schnell und unkompliziert online – auf einer der am schnellsten wachsenden Buchhandelsplattformen weltweit! Dank Print-On-Demand umwelt- und ressourcenschonend produziert.

Bücher schneller online kaufen
www.morebooks.de

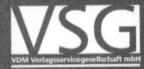 VDM Verlagsservicegesellschaft mbH
Heinrich-Böcking-Str. 6-8　　Telefon: +49 681 3720 174　　info@vdm-vsg.de
D - 66121 Saarbrücken　　　Telefax: +49 681 3720 1749　　www.vdm-vsg.de

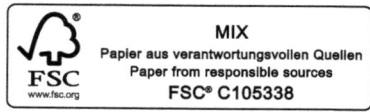

Printed by Books on Demand GmbH, Norderstedt / Germany